专病中西医结合诊疗丛书

男性不育症的中西医结合诊疗

孙建明　主编

科学出版社

北　京

内 容 简 介

男性不育症发病率近些年呈递增趋势，我国男性精液整体质量呈下降趋势。男性不育症一直备受临床医师、生殖医学相关工作者关注，无论是中医还是西医，男性不育症都得到了深入探索研究。本书主要阐述男性不育症的中西医结合诊治内容，主要包括中医和西医对男性不育症的认识，男性不育症的诊断，不育症与精液质量异常、生殖系统常见病、辅助生殖技术等，以及男性不育症的外科治疗概述等。

本书主要从中医和西医两方面阐述男性不育症的基础理论及特色诊疗，内容较为全面，可供中、西医临床医师、医学生、规范化培训医师、生殖医学相关研究人员阅读及参考。

图书在版编目（CIP）数据

男性不育症的中西医结合诊疗 / 孙建明主编. —北京：科学出版社，2019.10

（专病中西结合诊疗丛书）

ISBN 978-7-03-061321-9

Ⅰ.①男… Ⅱ.①孙… Ⅲ.①男性不育－中西医结合疗法 Ⅳ.①R698.05

中国版本图书馆 CIP 数据核字（2019）第 107791 号

责任编辑：陆纯燕　国晶晶 / 责任校对：杨　赛
责任印制：黄晓鸣 / 封面设计：殷　靓

科学出版社 出版
北京东黄城根北街 16 号
邮政编码：100717
http://www.sciencep.com

上海万卷印刷股份有限公司 印刷
科学出版社发行　各地新华书店经销

*

2019 年 10 月第　一　版　开本：787×1092　1/16
2019 年 10 月第一次印刷　印张：10 3/4
字数：225 000

定价：65.00 元
（如有印装质量问题，我社负责调换）

徐　序

　　《荀子·修身》曰："道虽弥，不行不至；事虽小，不为不成。"当代中西医男科之路亦然。其中男子不育症多，病程、疗程短长不一，患者求治之初，茫茫然莫衷一是。

　　沪上孙建明君，聪慧睿智，德才兼备，毕业于中医高等学府。先事中医内科，拜叶景华老前辈为师，后又专攻中医男科，专程赴宁进修，学验俱丰。岁初，适值"上海市中医优势病种培育项目"支持，孙君萌发编著《男性不育症中西医结合诊疗》之宏愿，并付诸实施。

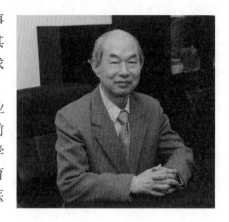

　　该书分六章二十八节。体例新颖，内容翔实，理论联系实际，切合临床实用，可供中医、西医、中西医结合男科工作者参考阅读。该书行将付梓，略附数语，以为之序。

徐福松

于江苏省中医院名医堂

2018 年 7 月 10 日

王　序

世界卫生组织（WHO）调查数据显示，全球不育症发生率约占育龄夫妇的 15%，其中男女方因素各占一半，且有不断升高趋势，这与不良的生活习惯、工作压力大、生活节奏加快等因素均有关，生育能力受到严重影响。随着全面二孩政策的开放，越来越多的夫妇欲育二孩，从而男性生育力的评估与诊疗逐步受到社会重视。

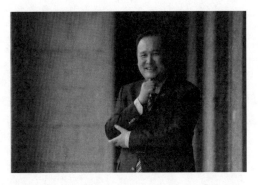

对比现代生殖医学而言，中医生殖医学系统化、规范化发展相对缓慢，但是中医生殖医学历史久远，目前已逐渐规范化成相对完整的理论体系。为了将西医、中医生殖医学较好地形成中西医合璧新体系，孙建明教授借助"上海市中医优势病种培育项目"和科学出版社"专病中西医结合诊疗丛书"的平台，组织编写《男性不育症的中西医结合诊疗》一书。该书的出版将有助于中西医不育症专病的人才培养和学科发展，可供从事不育症相关的临床医师、检验技师、科研人士、院校学生及爱好者等参考使用。

孙建明教授主编的《男性不育症的中西医结合诊疗》，内容全面系统，不仅融入名家经验，而且集最新研究成果于其中。在针对男性不育症的诊疗中，突出中医特色、西医优势，具有理论创新和临床实用价值。

上海市第七人民医院

王杰宁　院长

2019 年 1 月 7 日

前言

据报道显示，男性不育症发病率近些年呈递增趋势，我国男性精液整体质量呈下降趋势。男性不育症一直备受临床医师、生殖医学相关工作者关注，无论是中医还是西医，男性不育症都得到了深入探索研究。中医对男性不育症的认识已有两千多年的历史，"不育"一词最早见于《周易》。西医经过多年研究亦对不育症有了深入的理解和发现。21世纪以来，中西医结合诊治不育症取得突出成绩，备受瞩目。

本书主要分六章二十八节阐述男性不育症的中西医结合诊治内容。内容主要包括现代医学和中医对男性不育症的认识、男性不育症的诊断、不育症与精液质量异常、不育症与生殖系统常见病和不育症的其他治疗。本书主要从中医和西医两方面阐述男性不育症的基础理论及特色诊疗，内容较为全面，可供中、西医临床医师，医学生，规范化培训医师，生殖医学相关研究人员阅读及参考。

感谢参与本书编写工作的编委：刘鹏、韩文均、梁国庆、毛剑敏、练锋、倪晨（上海中医药大学附属第七人民医院），应荐（上海市气功研究所），袁少英（广东省中医院珠海医院），江宁东（同济大学附属第一妇婴保健院），赵家有、陈志威（中国中医科学院），李焱风（云南中医药大学），洪志明（深圳市中医院），陶方泽（南京市中医院），傅伟、游旭军［深圳市宝安中医院（集团）］，董哲、武鹏涛、莫然、颜广（上海中医药大学），囤荣梁（上海中医药大学附属岳阳中西医结合医院），郁超（上海中医药大学附属龙华医院），王克邪（上海中医药大学附属上海市中西医结合医院），张修举（中国中医科学院西苑医院），张翠英（上海市浦东新区光明中医医院），陈其华（湖南中医药大学第一附属医院），曾雪斌（四川省医学科学院·四川省人民医院），戴宁（安徽中医药大学第一附属医院），焦瑞宝（安徽省铜陵市人民医院），黄晓军（浙江中医药大学附属第二医院），纪智勇、沙艳伟（厦门市妇幼保健院），王冰、韩阳军（首都医科大学密云教学医院），王柳均（暨南大学附属东莞常平医院），李云龙（昆山市第一人民医院），王明、张敏娜（内蒙古民族大学附属医院），路艺（银川市中医院），庄田畋（贵阳中医学院），韩卫（徐州矿务集团总医院）。经过大家几番审阅修改终成书稿。特别感谢袁少英教授在主要章节的针灸方面给予指导。

特别感谢上海市中医优势病种培育项目（男性不育症）、上海市浦东新区中西医结合重点学科建设项目、上海市浦东新区中医学科建设三年行动计划建设项目、上海市第七人民医院及科学出版社的支持与帮助。

鉴于编者对疾病认识水平有限，书中难免有不足之处，敬请批评指正。

主编　孙建明

2018 年 12 月 8 月

目录

徐序

王序

前言

第一章 现代医学对男性不育症的认识 ……………………………………… 1

    第一节 男性不育症的概念及研究范畴 ……………………………… 2

    第二节 现代医学对男性不育症的病因认识 ………………………… 3

第二章 中医对男性不育症的认识 ………………………………………… 7

    第一节 男性不育症的中医理论源流 ………………………………… 8

    第二节 中医生殖藏象学 ……………………………………………… 9

    第三节 脏腑功能与男性生殖 ………………………………………… 12

    第四节 男性生殖经络学 ……………………………………………… 15

    第五节 中医男性生殖轴 ……………………………………………… 18

第三章 男性不育症的诊断 ………………………………………………… 21

    第一节 男性不育症实验室诊断 ……………………………………… 22

    第二节 男性不育症的影像学诊断 …………………………………… 25

第四章 不育症与精液质量异常 …………………………………………… 29

    第一节 弱精子症 ……………………………………………………… 30

    第二节 少精子症 ……………………………………………………… 37

    第三节 畸形精子症 …………………………………………………… 44

    第四节 死精子症 ……………………………………………………… 51

    第五节 无精子症 ……………………………………………………… 56

    第六节 隐匿精子症 …………………………………………………… 62

    第七节 白细胞精液症 ………………………………………………… 69

    第八节 精液不液化症 ………………………………………………… 74

    第九节 精液量过少症 ………………………………………………… 80

    第十节 免疫性不育症 ………………………………………………… 87

第五章　不育症与生殖系统常见病 ·············· 95

　　第一节　精索静脉曲张 ·············· 96

　　第二节　逆行射精症 ·············· 103

　　第三节　不射精症 ·············· 109

　　第四节　睾丸附睾炎 ·············· 116

　　第五节　慢性前列腺炎 ·············· 124

　　第六节　精囊炎 ·············· 131

　　第七节　特发性男性不育症 ·············· 138

第六章　不育症的其他治疗 ·············· 145

　　第一节　男性不育症的外科治疗概述 ·············· 146

　　第二节　不育症与辅助生育技术 ·············· 150

主要参考文献 ·············· 156

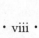

男性不育症的中西医结合诊疗

第一章　现代医学对男性不育症的认识

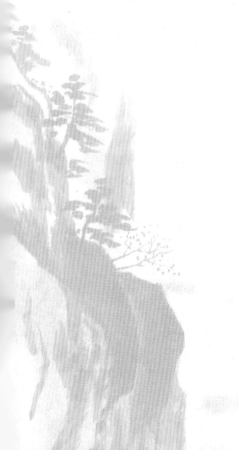

第一节 男性不育症的概念及研究范畴

一、男性不育症的概念

随着生殖医学的发展，男性不育症日益受到重视。世界卫生组织（WHO）规定，夫妇未采用任何避孕措施有规律性生活1年以上，由于男方因素造成女方不孕者，称为男性不育症。男性不育症分为原发性不育和继发性不育。原发性不育是指男子从未使女性受孕；继发性不育是指男子曾有使女性受孕史，备孕1年以上未使女性受孕者。

WHO调查显示，15%育龄夫妇存在不育问题，而发展中国家某些地区可高达30%，男女双方因素各占50%。有报道显示我国男性的精液整体质量正以每年1%的速度下降，在我国约1/10的夫妇发生不育，属于男方因素的约为40%。因此，年轻夫妇婚后应有体检意识。考虑女性生育能力和年龄因素呈负相关，建议其30岁前生育。

二、男性不育症的研究范畴

近年来，对男性不育症的重视促进了男性生殖医学研究的发展。WHO认为男性生殖医学是研究男性生殖健康的科学。男性生殖医学研究男性生殖生理及生殖功能障碍，主要包括男性生殖系统的解剖生理、男性生育功能障碍、男性节育与避孕、男性性腺功能障碍、男性性功能障碍、性传播性疾病及中老年男性的生殖健康等。

在全球环境恶化、不良生活方式、遗传因素等交互影响下，男性不育症的发病率日益增高。男性不育症是由诸多因素共同影响造成，其病因和发病机制有待阐明。男性不育症不是一个独立的疾病，它是一个由很多原因造成的症候群，故研究范畴广泛，主要涵盖以下几个方面：男性不育症的流行病学研究；男性不育症的病因及影响因素研究；男性不育症诊断学的研究；男性不育症相关疾病的诊治研究；特发性男性不育症原因的研究；心理因素对男性不育症影响的研究；男性不育症治疗学的研究；人类精子库与辅助生殖技术的进一步研究和实施；显微手术在男性生殖医学中的应用研究；解决男性不育症提高男性节育的相关研究；男性不育症预后因素的研究；Y染色体微缺失研究，先天性输精管缺如的研究；应用组织工程治疗男性不育症，自身未成熟生精细胞的体外诱导成熟技术，精原干细胞移植，睾丸移植等研究；中医药及中西医结合诊治男性不育症的研究；健康宣教的普及。

据WHO统计，每年约有200万新增的不育夫妇。男科学实验室诊断技术的进步和分子生物学技术的应用对明确不育症的病因起到非常大的作用。随着分子生物学基础研究的深入，逐渐出现更精确的诊断措施。近几年来，在传统方法治疗的基础上，许多新技术的出现为男性不育症患者的治疗提供更多选择，如显微手术在男性不育症治疗上的普及，使众多患者从中获益。人类基因组的测序和大规模基因组功能分析的不断发展使我们能从分子生物学的角度来分析男性不育症的病因，随之而来的基因治疗，也将在可以预期的将来涌现。

中医药治疗男性不育症有着悠久的历史。对于特发性不育症，现阶段中医药治疗此病具有一定优势，建议以中医药为主进行治疗。对于因精索静脉曲张、性腺功能低下、性功能障碍、免疫因素、全身和系统性疾病等其他因素导致的不育症，可以用中医药辅助治疗。为进一步发挥中医药治疗男性不育症优势，应在继承传统的基础上，结合现代医学的研究手段与方法，探索其机制和药理，以研究中医药治疗男性不育症的理论机制，从而提高和促进不育症的疗效。

第二节　现代医学对男性不育症的病因认识

男性不育症根据发病过程分为原发性和继发性不育；根据睾丸因素可分为睾丸前性、睾丸性和睾丸后性。无明确原因的男方因素导致不育，称特发性男性不育。

一、睾丸前性因素

（一）下丘脑病变

1. 卡尔曼综合征

卡尔曼综合征属家族遗传性疾病，主要表现为促性腺素释放激素（GnRH）缺乏、嗅觉障碍、色盲、隐睾、小阴茎等。睾丸出现极度萎缩，激素检测显示血清黄体生成素（LH）、促卵泡激素（FSH）和睾酮水平均低。

2. FSH 缺乏

垂体分泌不足，表现为无精子症，FSH 水平低于正常值，睾丸体积、睾酮及 LH 水平正常。

3. LH 缺乏

患者睾丸体积正常，精子浓度低，血浆 FSH 正常，LH 和睾酮低于正常值。

（二）垂体病变

高泌乳素血症的主要原因是垂体腺瘤所致的泌乳素分泌增高，进而影响 LH、FSH 和睾酮水平，引起性欲减退、勃起功能障碍。

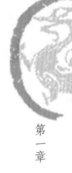

（三）内、外源性激素异常

1. 雄激素

该激素的增高可抑制垂体功能，使得垂体减少促性腺激素的分泌，影响生精功能。

2. 雌激素

肝硬化患者的雌激素灭活能力降低，导致内源性雌激素水平增高，进而抑制垂体分泌促性腺激素，引起男性不育症。

二、睾丸性因素

（一）隐睾

隐睾是指患儿出生后阴囊空虚，不能触及睾丸，睾丸未能下降至解剖位置。由于阴囊内的温度低于腹腔，所以隐睾的生精功能将受到影响。

（二）染色体异常

1. 克兰费尔特综合征

该疾病是无精症最常见的病因。大部分患者染色体核型为 47，XXY。临床表现三联征为小而硬的睾丸、无精症和男性乳腺发育。患者睾酮水平降低，雌二醇、LH和 FSH 水平增高明显。

2. XX 男性综合征

XX 男性综合征患者出现染色体的数目和结构异常，临床表现为青春期出现男性乳房发育，成年患者出现无精症，常合并尿道下裂。睾丸活检提示生精缺失，血 LH和 FSH 水平正常。

3. Y 染色体微缺失

1976 年 Tiepolo 教授等提出 Y 染色体长臂远端具有控制精子产生的基因，并命名为精子缺乏症因子（AZF），该区域缺失患者可出现精子发生障碍。

（三）睾丸毒素

睾丸毒素包括药物（如酮康唑、螺内酯、西咪替丁等）、烟酒、电离辐射等，对精子的生成、发育有一定的影响。

（四）先天性发育异常

1. 双侧无睾症

双侧睾丸缺如，进而导致睾酮严重缺乏，但染色体核型正常。血液检查可发现睾酮水平极低。

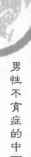

男性不育症的中西医结合诊疗

2. 雄激素受体缺乏

X 连锁的遗传病，有典型的雄激素抵抗，临床表现主要是患者具有女性外生殖器，在腹腔内可及睾丸。

3. 唯支持细胞综合征

唯支持细胞综合征表现为睾丸小而质地正常，第二性征正常，血液检查可发现血 FSH 水平增高。

4. 先天性 5a 还原酶缺乏

该酶的缺乏可导致外生殖器发育异常，从而引起不育。

（五）精索静脉曲张

精索静脉曲张可导致阴囊内其他组织血液淤积，阴囊内温度升高，生精的微环境改变后使得精原细胞退化、萎缩，精子产生减少，活力减弱，畸形精子增多。

（六）睾丸损伤

1. 睾丸扭转

该疾病可导致睾丸缺血性损害，也可引起睾丸抗原暴露于自身免疫系统中，进而导致不育。

2. 睾丸炎

腮腺炎患者可导致病毒性睾丸炎，出现睾丸萎缩。细菌性感染的睾丸炎患者也可导致不育。

三、睾丸后性因素

（一）生殖道梗阻

1. 先天性因素

（1）成人多囊肾疾病　该疾患属于常染色体显性遗传病，表现为肝、肾的多发囊肿。此外，胰腺、附睾及睾丸也可出现。

（2）囊性纤维化（cystic fibrosis，CF）　为常染色体隐性遗传病，大部分患者表现为附睾部分缺如，99%患者双侧输精管缺如，以及精囊和射精管萎缩或完全缺如。

（3）射精管梗阻　主要原因有缪勒管囊肿、慢性精囊炎等。

2. 获得性梗阻

获得性梗阻见于反复生殖道细菌感染所致的瘢痕性梗阻，也可见于输精管结扎术后。

（二）免疫性不育

抗精子抗体（AsAb）：该抗体可引起精子聚集或凝集，抑制精子运动并影响精子与卵子相结合。

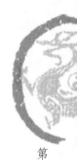

（三）精子功能或运动障碍

1. 精子成熟障碍

精子在附睾时未获得成熟和运动的能力。

2. 纤毛不动综合征

纤毛不动综合征临床表现是精子有活力但不运动，且精子数目正常。

（四）性功能障碍

性功能障碍主要包括勃起功能障碍、逆行射精、不射精及性欲减退。这些疾病均是男性不育症的常见原因。

第二章 中医对男性不育症的认识

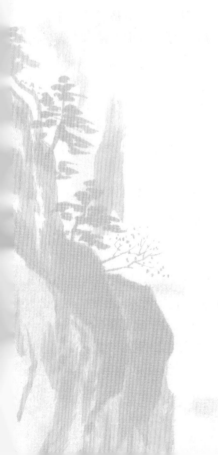

第一节　男性不育症的中医理论源流

中医对男性不育症认识已有两千多年。"不育"一词最早见于《周易》。《山海经》提到"青要之山……其中有鸟焉，名曰鸩，其状如凫，青身而朱目赤尾，食之宜子""鹿蜀佩之宜子孙""有木焉，员叶而白柎，赤华而黑理，其实如枳，食之宜子孙"等。

《素问·上古天真论》对男性不育症的生殖生理作了较详细的论述，如："黄帝问于岐伯：人年老而无子者，材力尽耶，将天数然也？岐伯曰……丈夫八岁，肾气实，发长齿更；二八，肾气盛，天癸至，精气溢泻，阴阳和，故能有子……五八，肾气衰，发堕齿槁；六八，阳气衰竭于上，面焦，发鬓斑白；七八，肝气衰，筋不能动，天癸竭，精少，肾藏衰，形体皆极；八八，则齿发去。肾者主水，受五藏六腑之精而藏之，故五藏盛，乃能泻；今五藏皆衰，筋骨解堕，天癸尽矣，故发鬓白，身体重，行步不正，而无子耳。黄帝又曰：有其年已老而有子者，何也？岐伯曰：此其天寿过度，气脉常通，而肾气有余也。此虽有子，男不过尽八八……而天地之精气皆竭矣。"可见中医学一开始就把男性的生育能力与先天之本——"肾"相关联，提出以肾为中心的生育观。古代人早已认识到，男性的生育力取决于肾中精气的强弱和天癸的盈亏，随着肾气强天癸盈而强，肾气衰天癸竭而弱，并随着年龄的增长于64岁左右而丧失。

汉代张仲景将该病归属于中医学"虚劳"的范畴，如《金匮要略·血痹虚劳病脉证并治》言"男子脉浮弱而涩，为无子，精气清冷"，认为男性精气亏虚而精室不温是不育症的主要发病原因。《神农本草经》中称不育为"无子""绝育"，记载了加强男性生育能力的药物，如五味子"强阴，益男子精"。

魏晋南北朝，首次指出早婚的危害，提出"保精则易育"。南齐褚澄在《褚氏遗书》中提到早婚伤精为男性不育症的原因之一，《褚氏遗书·精血篇》曰："男子精未通而御女以通其精，则五体有不满之处，异日有难状之疾。阴已痿而思色以降其精，则精不出。"

隋代巢元方的《诸病源候论》从病因、病机及症状学的角度来论述男性不育症，认为凡失精、不射精均可致无子。其将不育症归于虚劳病类，认为"丈夫无子者，其精清如水，冷如冰铁……泄精、精不射出，但聚于阴头，亦无子"。

唐代孙思邈以种子类药物治疗男性不育症。《备急千金要方》云："凡人无子，当为夫妻俱有五劳七伤，虚羸百病所致，故有绝嗣之患。"其制定的治疗男性不育症的方剂为"七子散"和"庆云散"；《玄珠密语》提出"五不男"，是指天、漏、犍、怯、变。天即"天宦"，认识到男性先天性外生殖器或睾丸缺陷及第二性征发育不全和男性不育的紧密联系；"漏"指精寒不固，常自精泄；"犍"为外生殖器切除；"怯"指举而不强，阳痿；"变"为体兼男女，俗称阴阳人，此类病证系男子绝对不育；对后世影响很大。王冰撰写的《玄珠》已经失传，《玄珠密语》是后人假托王冰的名字撰写而成。

南宋陈自明的《妇人大全良方》提出"皆欲阴阳完实，然后交合，则交而孕，孕而育，育而为子，坚壮强寿"，描述了男子肾阴阳充实方能生育，明确指出无子并非当时普遍认为的仅仅是女性的问题，而要从男女双方找原因。书中还提出了"男女受胎时日法"，认为按此法则易于得子。

元代李鹏飞在《三元延寿参赞书》中提出"嗣续有方"，描述了男女性交而不怀孕的原因，认为男性"劳伤过度""精气伤败"是造成不孕的一个重要发病原因，这在当时普遍认为女子是不孕唯一原因的封建社会是很难能可贵的，言："丈夫劳伤过度，肾经不暖，精清如水，精冷如冰，精泄，聚而不射，皆令无子。"

金元四大家朱丹溪就明确指出"世俗以房中为补，实为杀人"，色欲过度导致不育者，当以此为戒。

明清时期，男性不育症的研究已经达到较高的水平，衍生出与之相关的伦理道德、养生方面的论著；男性不育症之病因、病机、治则、方药已日臻完善。岳甫嘉在《妙一斋医学正印·种子编》中指出"是以在男，则用中和之剂，收固真阴，以为持久之计"，描述了治疗不育症上应用方以补虚为主，但补阴补阳，寒热用药，要以平和为期。张景岳在《景岳全书》中言"疾病之关于胎孕者，男子则在精，女人则在血，无非不足而然"，张景岳全面总结了有关男性不育症的病因及发病机理。清代陈士铎认为导致男性不育症的原因即精寒、痰多、气衰、相火盛、气郁、精少等。万全的《广嗣纪要》中提出："若痿而不举，肝气未至也……其精流滴而不射矣。壮而不热者，心气未至也……其精清冷而不暖也。坚而不久者，肾气未至也……其精不出，虽出亦少矣。此男子求子所贵清心寡欲，以养肝心肾之气也。"其描述了男性性功能障碍会影响精液的排泄，从而会影响生育。李景华在《广济秘籍》中言："求嗣，神能摄精，补肾精药中必加茯神、远志、石菖蒲。"其认为安神有利于固摄肾精，强调安神法在男性不育症治疗中的重要作用。

至此，祖国医学对男性不育症的病因及发病机理已经有较为普遍的了解，并为治疗和预防该病提供了晚婚适育、避免近亲婚育等现在看来较为科学的方案；并在中医治则上逐渐形成从肾论治的主流，进而通过不断实践观察摸索出一系列行之有效的相关验方效药，为明清以后，中医在该领域的优势地位打下扎实的基础。

第二节　中医生殖藏象学

中医藏象学说包括五脏、六腑、奇恒之府。心、肺、脾、肝、肾，称为"五脏"；

胆、胃、小肠、大肠、膀胱、三焦，称为"六腑"；五脏与六腑互为表里，并有经脉连络，构成了脏腑之间的密切联系。奇恒之府即脑、髓、骨、脉、胆、女子胞（子宫）。张介宾在《类经》中说："胞，子宫也，在男则为精室，在女则为血室。"《素问·六节藏象论》有云："肾者，主蛰，封藏之本，精之处也。"近代精室学说的兴起，弥补了男子奇恒之府的缺失。因而，男子奇恒之府包括脑、髓、骨、脉、胆、精室。

一、肾与男性生殖

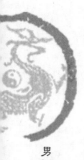

肾藏先天之精，肾的生殖功能主要是指男性随着肾气旺盛、天癸的产生，从而逐渐产生生殖之精以孕育后代。生殖之精是生育繁殖的根本，是形成生命的始基，故《素问·金匮真言论》云"夫精者，身之本也"，《灵枢·决气》云："两神相搏，合而成形，常先身生，是谓精。"精液与肾的气化功能有直接的关系。肾气的盛衰会直接决定着人的生殖能力和生长、发育、衰老过程。《素问·上古天真论》曰："丈夫八岁，肾气实，发长齿更。二八，肾气盛，天癸至，精气溢泻，阴阳和，故能有子；三八，肾气平均，筋骨劲强，故真牙生而长极；四八，筋骨隆盛，肌肉满壮；五八，肾气衰，发堕齿槁；六八，阳气衰竭于上，面焦，发鬓斑白；七八，肝气衰，筋不能动，天癸竭，精少，肾藏衰，形体皆极；八八，则齿发去。肾者主水，受五藏六腑之精而藏之。故五藏盛，乃能泻；今五藏皆衰，筋骨解堕，天癸尽矣，故发鬓白，身体重，步行不正，而无子耳。"其较为全面地阐明了肾中精气的盛衰决定着机体的生、长、壮、老、已。男性生殖功能正常与否，关键在于肾中天癸的产生。

肾阴和肾阳均为肾中精气所化，又称元阴和元阳，是机体各脏阴阳的根本，两者之间，相互制约、相互依存、相互为用，维护着各脏阴阳的相对平衡。精子的产生和正常的功能实现有赖于肾中阴阳的平衡，肾阴充足则精液化生有源，肾阳充足则精子游动有力。若肾阴不足，则元阴匮乏，精液生成不足，而成少精或畸精；肾阳不足，则动力不足，精子难以游走穿透，则为弱精或死精。

肾之"司作强"、出"伎巧"的作用，是肾的生殖功能的一部分。所谓作强和伎巧，应包括性功能和性行为，以及精关的开阖作用。肾精充足，肾气强盛，则作强有职，伎巧能出，开阖有度，生殖功能正常。肾在志为恐，恐伤肾之时，"作强"功能失司，则阳痿不举。

二、脾与男性生殖

脾主要生理功能是主运化、升清和统摄血液。机体生命活动的持续和气血津液的生化，都有赖于脾胃运化的水谷精微，故李中梓在《医宗必读》中说："一有此身，必资谷气，谷气入胃，洒陈于六腑而气至，和调于五脏而血生，而人资之以为生者也，故曰后天之本在脾。"《素问·灵兰秘典论》中云："脾胃者，仓廪之官，五味出焉。"肾中之精气的不断充足，有赖于后天饮食水谷之不断滋养。《素问·经脉别论》中记载的"食气入胃，散精于肝……浊气归心，淫精于脉""饮入于胃，游溢精气，上输于脾，脾气散精，上归于肺"，都说明饮食物中营养物质的吸收，全赖于脾的转输和散精功能。

若脾失健运，饮食入胃，水谷不化，精微不生，则致肾精不充，先天之本无以为继，进一步加重肾精之匮乏。《素问·至真要大论》中说"诸湿肿满，皆属于脾"，此即脾为生痰之源之理。脾主运化水湿，脾虚则痰湿内生。湿性属阴，重浊黏腻，阻滞精道，而见少精、弱精甚至无精；痰湿郁久化热，湿热内蕴，则使精液黏稠不化，精子活动力下降。

三、肝与男性生殖

肝主疏泄，有主升、主动的生理特点，对调畅全身气机，推动气、血、津液的运行及情志活动起到重要的调节作用。《素问·举痛论》云"百病生于气也"。男子的生殖与排精，也与肝的疏泄功能有密切的关系。肝肾同源，肝肾阴阳，息息相通，相互制约，协调平衡，故在病理上也常相互影响。如肾阴不足可引起肝阴不足，阴不制阳而导致肝阳上亢，称之为"水不涵木"；如肝阴不足，可导致肾阴的亏虚，而致相火上亢。同时，肝火太盛也可下劫肾阴，形成肾阴不足的病理变化。肝藏血，肾藏精，肝血有赖于肾精的滋养，肾精也不断得到肝血的填充，相互滋生；肾主封藏，肝主疏泄，共同调节精子的生成和排泄。

《格致余论》云："主闭藏者肾也，司疏泄者肝也。"精液的固约机理在肾，而精液的排泄机理由肝所司，肝之疏泄藏血功能正常是精液生成、排泄正常的重要条件。此外，长期不育，求子心切，肝气多为郁结，且肝经循行于阴器，致精子排泄障碍；迁延不愈，久郁致瘀，精道受阻，而见少精、无精、死精、畸精。男子阴茎为宗筋之所聚，宗筋失养，则勃起不坚不久，出现阳痿、早泄、不射精等而引发男性不育之症。

四、心与男性生殖

心者，君主之官，为神之居、血之主、脉之宗，起着主宰生命活动的作用，心的生理功能主要有两方面：一是主血脉，二是主神志。肾藏精，精血可以互化，心血正常运行，对肾中精血有着重要作用。《素问·六节藏象论》说"心者，生之本，神之变也，其华在面，其充在血脉"，即是对心的主要生理功能的概括。

人的精神、意识和思维活动不仅是人体生理功能的重要组成部分，而且在一定条件下，又能影响整个人体各方面生理功能的协调平衡。因此，《素问·灵兰秘典论》

说："心者，君主之官也，神明出焉。"《灵枢·邪客》说："心者，五脏六腑之大主也，精神之所舍也。"张介宾在《类经》中指出："心为五脏六腑之大主，而总统魂魄，兼该志意。故忧动于心则肺应，思动于心则脾应，怒动于心则肝应，恐动于心则肾应，此所以五志惟心所使也"，又说："情志之伤，虽五脏各有所属，然求其所由，别无不从心而发"。心主神志的生理功能异常，则可出现性欲低下等症。

五、肺与男性生殖

肺为魄之处、气之主，主要生理功能是主气、司呼吸，主宣发肃降，通调水道，朝百脉而主治节，以辅佐心调节气血的运行。

《素问·五脏生成》说："诸气者，皆属于肺。"宗气的生成，主要依靠肺吸入的清气与脾胃运化的水谷精气相结合。因此，肺的呼吸功能健全与否，直接影响着宗气的生成，也影响着全身之气的生成。通过肺的呼吸，吸入自然界的清气，呼出体内的浊气，实现了体内外气体的交换。《素问·经脉别论》中说："食气入胃，浊气归心，淫精于脉，脉气流经，经气归于肺，肺朝百脉，输精于皮毛。"

肺属金，肾属水，金生水，肺与肾之间的阴液也是相互资生的。肾阴为一身阴液之根本，故肺阴虚可损及肾阴；肾阴虚亦不能上滋肺阴。故外感之邪伤于肺，肺为贮痰之器，痰浊下注，阻于精窍，而见精浊、精少、精瘀不化等症。

六、精室与男性生殖

精室位于下焦，为男性奇恒之府。精室，据其有形之说，当包括睾丸、附睾、精囊和前列腺等；缘其无形之论，当囊括与男子生殖相关的诸多器官组织。既有分泌储藏男子生殖之精的功能，也有应时排泄精液的功能。精室之生理功能主要表现在生精、藏精、施精、种子，有赖于"天癸"的作用而发生生理效应。

男子精室，藏蓄化生精液。"满则溢泄"，施精成孕，育成胚胎，属于肾，为肾所主。精室之精，贵在藏泄有度，脏腑经络、奇恒之腑功能不足或失调，内外病邪或病理产物蓄滞稽留精室等，皆可致其藏泄功能失常，出现局部或全身诸多寒热虚实之腺、性、精、育等病变，体现在男子性与生殖、生长、发育等许多方面。

第三节　脏腑功能与男性生殖

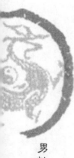

男性不育症是男科门诊的常见病、多发病。在治疗男性不育症方面重视辨病和辨

证相结合、宏观和微观辨证相结合，其中又以辨证为重中之重，辨证时强调应以脏腑辨证为中心，阴阳、气血精津、六淫、痰瘀辨证为辅助。

一、从肾论治——肾藏精，为生殖之本

精是构成人体和维持人体生命活动的最基本物质，是生殖发育的物质基础。精藏于肾，孕育、催化天癸。肾为先天之本，主藏精，主生长发育，内蕴元阴、元阳，元阳是人体生命活动的原动力，故为生命之根、脏腑之本，具有温煦生化的功能；元阴是人体阴液的根本，具有濡润滋养的作用，两者相互作用维护着人体阴阳总的动态平衡。中医一直有"阳化气，阴成形"之说，在男性不育症中也不例外。中医认为精子的产生是肾（阳）气鼓动的结果，精液的形成是肾（阴）液积聚所致。肾的精气亏虚或天癸乏源甚至枯竭，是造成精子生成、储存、获能、排泄、精卵结合及胎儿孕育的主要病机，其表现为弱精子症、少精子症、无精子症，或伴有性功能障碍，严重者会影响胎儿的正常生长发育。肾阴阳亏虚导致精浆和精子生成异常，其表现为少精子症、弱精子症和精液液化异常，伴有性功能障碍。

根据"阳化气，阴成形"的理论，无精子症、少精子症或伴有清液不液化主要责之于肾阴亏虚、肾精不足，治疗上为滋肾填精，补肾阴多用熟地黄、山药、沙参、麦冬等，并佐以山萸肉、枸杞子酸甘化阴以填阴精；精子活动力差、精子活率低，伴有精液清稀主要责之于肾阳虚衰，治疗上为温补肾阳，补肾阳可用仙茅、淫羊藿、巴戟天、菟丝子、补骨脂等。治疗畸形精子症，根据"阴中求阳，阳中求阴"的理论，采用阴阳双补的治疗方法，能得到事半功倍的效果。对于严重的少弱畸形精子综合征，运用血肉有情之品，如鹿角胶、阿胶、蛤蚧、紫河车等峻补精血之品。

二、从脾论治——脾为化源，先后天同治

脾主运化水谷精微，为人身气血生化之源。肾为先天之本，脾为后天之本，脾非先天之气不能化，肾非后天之气不能生。脾胃的运化功能正常，气血则充足，则精之化生有源，精血旺盛，以保证某些生殖生理功能作用的完成。如果脾胃运化失常，气血生化不足，则生殖之精生化乏源，因而气血亏虚或质量低下，则导致精子活动低下或精子数量减少。其临床表现为少弱精子、精液量少而不育。先天生后天，后天养先天，使用黄芪、人参、白术补益脾胃以养生化之源，精血即成，则可提高精液质量。

男性不育症中有不少肥胖的患者，肥胖患者多有痰湿内阻、气虚，此乃形有余而气不足，外似健壮，而内实虚损。其临床表现为精液量多，精子活率下降、精子数少

等，并伴有体倦乏力、食少纳呆、胸脘痞闷、大便溏、面色萎黄无华等，在传统辨证的治疗基础上，加用补气化痰的中药。因生痰之源不绝，会导致化痰无功，所以补益脾胃，阳气健旺而痰湿自去，其方可用补中益气汤合二陈汤加减，补中益气汤可绝生痰之源，二陈汤可化已成之痰。

脾胃与宗筋亦有内在联系，《黄帝内经》中提出"治痿独取阳明"，其成为治疗勃起功能障碍引起男性不育症的重要原则。

三、从肝论治——肝肾同源

肝主疏泄，性喜条达，若长期抑郁、焦虑，导致肝的疏泄失常，肝郁气滞，郁久成瘀也可导致射精障碍，或勃起功能障碍。《灵枢·经筋》中指出"足厥阴之筋……其病……阴器不用，伤于内则不起"，可采用逍遥散、柴胡舒肝散加减辨治。

男性不育症与情志因素关系密切，由于不育症患者，其病程较长，求子心切，心理压力较大，治疗上需要关注患者的情绪变化。肝主疏泄，气机通调畅达，则心情开朗，易于受孕。若肝的功能失常，则肝气容易郁结，气机不畅，影响受孕，肝血不足者采用四物汤加减，如熟地黄、当归、川芎、白芍、茯苓、酸枣仁、鱼鳔胶、枸杞子、阿胶、龟板胶、鹿角胶、人参等；气滞血瘀者采用血府逐瘀汤加减，如柴胡、香附、白芍、姜黄、刺蒺藜、九香虫、生麦芽、腊梅花、红花、桃仁、川芎、当归、熟地黄、赤芍等。

肝藏血而肾藏精，肝主疏泄而肾主封藏，肝肾同居于下焦。肾主骨生髓，精髓化生肝血，精血相生，乙癸同源。若肝血亏虚，无血以化精，可导致肾精亏损，肾精失去肝血的滋养而致少精子症、弱精子症、无精子症，或伴有性功能障碍。治疗上可用六味地黄丸加乌梅、白芍、五味子、酸枣仁等滋阴泻火，酸甘化阴，并酌情加减。

四、从肺论治——金水相生

肺肾之间在生理上相互依赖、相互滋生，病理及病机演变上相互影响。肾为一身阴液之根本，肺属金，肾属水，肺为肾之母，金水相生。肺金燥则不能散布津液下滋养肾水，肾亏则水枯火炎上刑克肺金。在《景岳全书》中有记载："庞安常云，有阴水不足，阴火上升，肺受火邪。"所以治疗肾阴亏虚证，无论有无肺的症状都可兼养肺润燥，既可促进肾水的充盈，又可使肺阴得润；可加天花粉、沙参、麦冬等药物滋养肺津液。肾精亏虚，痰热内扰伴有肺系病症者采用三子养亲汤、小柴胡汤、右归饮加减，如柴胡、法半夏、黄芩、炙甘草、太子参、白芥子、炒莱菔子、紫苏子、鱼腥草、杏仁、熟地黄、桔梗、枸杞子、鹿角霜、菟丝子等。

"肺者，相傅之官，治节出焉"。肺主治节的功能正常，气血津液运行全身，则外

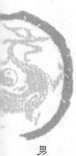

男性不育症的中西医结合诊疗

肾亦得以濡润。如肺病导致气血津液运行不畅，则外肾不得濡养。在补益肺气时，不忘温阳化气，只有振奋肾中真阳，肺气乃得以釜底加薪而荣生。

五、从心论治——交通心肾

心为五脏六腑之大主，主血脉，主神明，养外肾，司情欲，多与其他脏腑相因为病。临床上多以心肾不足、心肝血虚、心脾两虚、心肝气郁造成少精子症、弱精子症，或性功能障碍。

中医认为心主君火，司情欲；而肾主生殖，是相火发生的根源，相火又是启动性欲及阴茎勃起的动力。君火对相火有强大的支配和制约作用，可以通过直接或间接作用影响性欲和阴茎勃起，从而影响到生育。在《景岳全书·遗精》中指出"精之藏制虽在肾，而精之主宰则在心，故精之蓄泄无非听命于心"，说明治疗男性不育症，补肾必须养心，养心必须滋肾。临证可采用知柏地黄丸、黄连阿胶鸡子黄汤加减；心肾不足者采用六味地黄丸合黄连阿胶鸡子黄汤加减，如黄连、白芍、阿胶、山茱萸、熟地黄、泽泻、怀山药、茯苓、猪苓、肉桂等；心肝气郁者用柴芍四君子汤加减，如柴胡、党参、白芍、炒白术、当归、茯苓、炙甘草等；心脾两虚者用归脾汤加减，如人参、黄芪、炒白术、茯神、当归、枸杞子、酸枣仁、菟丝子、桂圆肉、黄精等；心肝血虚者可用酸枣仁汤加减，如酸枣仁、知母、茯苓、刺蒺藜、川芎、珍珠母、丹参、五味子、何首乌藤、枸杞子等；易性移情者使用心病心医之法，保持乐观的心态，缓解思想压力，往往可以不药而愈。

第四节　男性生殖经络学

经络是经脉和络脉的简称，主要包括十二正经、奇经八脉、十五别络、十二经别、十二经筋等。经络系统内属于脏腑，外络于肢节，具有沟通表里，联系内外，贯穿上下，滋养脏腑，充泽肌肉皮毛等重要生理功能。男性生殖与十二经络的关系密不可分，其中最为密切的经络有督脉、任脉、带脉、冲脉、足少阴肾经、足厥阴肝经、足太阴脾经和足阳明胃经等。

一、督脉与男性生殖

督脉为诸阳之海，系元气之所在，真阳之所存，有总督诸阳经的作用，统摄真元。《素问·骨空论》曰："督脉者，起于少腹以下骨中央，女子入系廷孔，其孔，溺孔之端也，其络循阴器，合篡间……其男子循茎下至篡，与女子等……"唐代王冰在《重广补注黄帝内经素问》中提出："督脉与冲任二脉同出一源，皆起于胞中，即'一源三歧'。"明代李时珍在《奇经八脉考》中提出："督乃阳脉之海，其脉起于肾下胞中。"现代医家认为督脉在男子起源于精室，对生殖功能有资助调节作用。其与任脉一前一后，督主阳，任主阴，循环往复，沟通阴阳，统摄气血，共同维持男性阴阳之平衡及性欲、生殖诸功能。如若督脉之气亏虚，精室失于温煦，则可出现精冷、精少、阳痿、性欲下降等症状。

二、任脉与男性生殖

任脉为全身阴经脉气总汇，有总任之作用，为阴脉之海，主一身之阴经。《素问·骨空论》曰："任脉者，起于中极之下，以上毛际，循腹里上关元，至咽喉，上颐，循面入目。"任脉在男子亦起于精室，与男性生殖生理关系密切，很多文献记载任脉之穴位可治疗男子不育，如《针灸大成》曰："曲骨……主失精，五脏虚弱，虚乏冷极……"；又曰："中极……主小便频数，失精绝子"。又如《针灸资生经》曰："阳气虚惫，失精绝子，宜灸中极。"《类经图翼》曰："关元主治积冷，诸虚百损……胞门闭塞绝子，灸关元三十壮，报之。"《素问·上古天真论》曰："女子七岁，肾气盛，齿更发长；二七而天癸至，任脉通，太冲脉盛，月事以时下，故有子。"此为冲、任二脉在女子的记载。而在男子中，任脉亦有化生精液和维持性征的作用，如《灵枢·五音五味》曰："其有天宦者，未尝被伤，不脱于血，然其须不生……此天之所不足也，其冲任不盛，宗筋不成，有气无血，唇口不荣，故须不生。"男子任脉充盛，精室的生殖之精才能精化有源。若任脉血气失调，可出现外肾发育不良、不育、筋疝、水疝等疾病。

三、冲脉与男性生殖

冲脉上渗诸阳，下灌三阴，与十二经相通，容纳来自十二经脉、五脏六腑之气血，成为十二经脉、五脏六腑之海，又被称为血海。《灵枢·五音五味》曰："冲脉、任脉，皆起于胞中，上循背里，为经络之海，其浮而外者，循腹右上行，会于咽喉，别而络唇口。"《临证指南医案》曰："血海者，即冲脉也，男子藏精，女子系胞。不孕、经不调，冲脉病也。"其亦可维系男性性征及性功能，如《黄帝内经素问集注》曰："男子天癸至而精气溢泻。肾之精，化赤为血，溢于冲任，生髭须。"《灵枢·五音五味》曰："宦者去其宗筋，伤其冲脉，血泻不复，皮肤内结，唇口不荣，故须不生。"如《素问·痿论》曰："冲脉者，经脉之海也，主渗灌溪谷，与阳明合于宗筋，阴阳总宗筋之会，合于气街，而阳明为之长……"而宗筋之会在男子即指外生殖器。故冲脉为病，可出现阳痿、不育、性冷等症状。

四、带脉与男性生殖

《奇经八脉考·带脉》曰："带脉者，起于季胁足厥阴之章门穴，同足少阳循带脉穴，围身一周，如束带然。"清代萧埙在《女科经论》中曰："冲任督三脉，同起而异行，一源而三歧，皆络于带脉。"其功能为约束上下走行的经脉，对全身经络有协调和连络作用，故又曰"诸脉皆属于带"。在女性，带脉主少腹坚痛，月水不通，里急后重，癥瘕，赤白带下等疾病。而在男性，带脉的生理功能主要是约束督、任、冲三条经脉，对外肾有固护维系和调节的作用。如《医宗金鉴》所说："主治疝气，偏堕木肾……"如果带脉功能低下，则易发生阳痿、早泄、遗精、筋瘤、不育等病症。

五、足厥阴经与男性生殖

《灵枢·经脉》中提出足厥阴肝经之脉"循股阴，入毛中，过阴器，抵小腹"、足厥阴之别"循胫上睾，结于茎"，《灵枢·经筋》曰：足厥阴之筋"上循阴股，结于阴器，络诸筋"。《灵枢·经脉》曰："肝者，筋之合也。筋者，聚于阴器。"故其经、筋、别均与外肾直接相通，并与男性生殖及性功能密切相关。如《灵枢·经筋》云足厥阴之筋"其病……阴股痛，转筋，阴器不用，伤于内则不起，伤于寒则阴缩入，伤于热则纵挺不收"。又如《针灸甲乙经》曰："男子精不足，太冲主之。"《圣济总录》曰："曲泉二穴，水也，在膝内辅骨下，大筋上小筋下陷中，屈膝取之，足厥阴脉之所入也，为合。又云：正膝屈，内外两筋间宛宛中，又在膝曲横纹头，治风劳失精。"《针灸聚英·足厥阴肝经》曰："曲泉……主阴股痛……房劳失精……阴茎痛。"足厥阴脉循阴器而络于肝，故后世医家提出"肝司阴器"之说。足厥阴经脉可濡养阴器，与肾共同维系男子生殖及性功能。若足厥阴肝经为病，可出现疝气、阳痿、不育等症。

六、足少阴经与男性生殖

《灵枢·经脉》曰："肾足少阴之脉：起于小趾之下，斜走足心，出于然谷之下，循内踝之后，别入跟中，以上踹内，出腘内廉，上股内后廉，贯脊属肾，络膀胱。其支者：从肾，上贯肝、膈，入肺中，循喉咙，挟舌本。"而"肾藏精，主生长发育和生殖""肾主阴器"，故足少阴肾经对生殖之精的化生、储藏与排泄有主导作用。与其他脏腑一起维系男性正常的生殖生理功能。

七、足太阴经与男性生殖

《灵枢·经筋》云："足太阳之筋，起于大指之端内侧，上结于内踝；其直者，络于膝内辅骨，上循阴股，结于髀，聚于阴器，上腹，结入脐，循腹里，结于肋，散于胸中；其内者，着于脊。"脾经功能失司，则气血生化乏源，外肾得不到濡养，可导致少精、弱精等男性生殖功能低下。如足太阴脾经之穴"商丘"在《针灸甲乙经》中记载可"治绝子"。

八、其他经脉与男性生殖

如足阳明胃经，《素问·厥论》提出："前阴者，宗筋之所聚，太阴、阳明之所合也。"《素问·痿论》云："阳明者，五藏六府之海，主润宗筋。"《灵枢·经筋》云："足阳明之筋……其直者，上循伏兔，上结于髀，聚于阴器。"如阳明经不能"润宗筋"，可引起宗筋失去濡养而导致阳痿、不育等症。足太阳膀胱经："络肾，属膀胱"，其"肾俞穴"多用于治疗男性生殖机能低下，如《医宗金鉴》云："肾俞穴，主治下元诸虚，精冷无子。"

第五节　中医男性生殖轴

《素问·上古天真论》曰："帝曰：人年老而无子者，材力尽邪？将天数然也？岐伯曰：……丈夫八岁，肾气实，发长齿更。二八，肾气盛，天癸至，精气溢泻，阴阳和，故能有子；三八，肾气平均，筋骨劲强，故真牙生而长极；四八，筋骨隆盛，肌肉满壮；五八，肾气衰，发堕齿槁；六八，阳气衰竭于上，面焦，发鬓斑白；七八，肝气衰，筋不能动，天癸竭，精少，肾藏衰，形体皆极；八八，则齿发去。"

受中国古代思想的影响，中医男性生殖轴的认识未像女性生殖轴一样有着丰富的理论依据与文献支持。直至近代中医男科及男性生殖才得到大家的重视。男女生殖轴有着相似之处，都是基于"肾气盛""天癸至"的前提。故由此可推理出中医男性生殖轴为肾-天癸-冲任-精室。

（1）肾　肾藏精，精化气，肾气主生殖：肾气乃肾精化生之气，肾中元气，又名肾元。禀于先天父母之精血，依赖后天水谷精微之滋养，主宰着人体的生长发育、生殖与衰老。故《医学读书记·通一子杂论辩》云："元气是生来便有，此气渐长渐消，为一生盛衰之本。"而《素问·上古天真论》谓之曰："丈夫……二八，肾气盛，天癸至……故能有子……八八，则齿发去。"其揭示了肾气在男性生殖发育及维持生命活动中的重要作用。其中"肾气盛""肾气实""肾气平均"为肾气在人体生长发育各阶段充盈盛衰的具体描述。肾为先天之本，肾气还可以激发推动各脏腑的功能活动，故其在男性生殖轴中起主导作用。

（2）天癸　对于天癸的概念，历代医家一直存在争议，没有统一的说法。杨上善在《黄帝内经太素·寿限》中提到："天癸，精气也。"其认为天癸即精气。马玄台注释《黄帝内经》云："天癸者，阴精也，盖肾属水，癸亦属水，由先天之气蓄极而生，故谓阴精为天癸也。"其认为天癸是阴精，与肾同属水。而《医宗金鉴》中提到："先天天癸，谓肾间之动气。"《类经·藏象类》云："夫癸者，天之水，干名也。干者支之阳，阳所以言气；癸者壬之偶，偶所以言阴，故天癸也，言天一之阴气耳。气化为水，因名天癸……其在人身，是为元阴，亦曰元气，人之未生，则此气蕴于父母，是为先天之元气……第气之初生，真阴甚微，及其既盛，精血乃王，故女必二七，男必二八而后天癸至。天癸既至，在女子则月事以时下，在男子则精气溢泻，盖必阴气足而后精血化耳。"与之有类似解释的还有《黄帝内经素问直解》，其曰："天癸者，男精女血，天一所生之癸水也。"现代中医学对于天癸的定义为：促进人体生殖器官成熟，并维持生殖功能的物质。天癸有时效性和周期性，肾气盛则天癸至，从而具备生殖能力；肾气衰则天癸竭，而生殖能力下降或丧失。如《素问·上古天真论》云："二八，肾气盛，天癸至……故能有子……八八，则齿发去。"

（3）冲任　《灵枢·五音五味》曰"冲脉、任脉，皆起于胞中"（胞中在男性即为精室），而"胞络者系于肾"。任主胞胎，任脉总任一身阴阳经脉气，与督脉共同维持人体阴阳脉气平衡。"冲脉者，为十二经之海"，故冲任二脉为与生殖功能密切相关的经脉，两者是联系脏腑与生殖器官之间的通路，传送生殖之精气、天癸、气血等物质，濡养胞中（精室）。当"肾气盛""天癸至"时，汇聚精气、气血等生殖所需物质至精室，促进"精气溢泻"。

（4）精室　《素问·五脏别论》提到"女子胞"是奇恒之腑之一，为女子所特有。张介宾在《类经》中说："胞，子宫也，在男子则为精室，在女子则为血室。"吴昆在《黄帝内经素问吴注》中亦云："胞，阴胞也，在男子则为精室，在女子则为血室。"清代唐宗海在《中西汇通医经精义》中提出精室的生精功能，云："女子之胞，男子名为精室，乃血气交会，化精成胎之所，最为紧要。"《难经》云："命门者，诸神精之所舍，原气之所系也；男子以藏精，女子以系胞。"张锡纯也认为"精室"既为"生精之处"，又为"化精之所"。精室蓄藏精液，"满则溢泻"，隶属于肾，为肾主生殖之效应器官。故精室具有成熟机体生殖之精，促进人体生长、发育、繁殖等功能。现代中医学者王劲松提出"精室当为男子奇恒之腑"，认为精室当与女子胞相提并论，同为男女奇恒之腑，皆隶属于肾，为肾所主，两者均是肾主生殖及性的效应器官。根据中医理论特色，精室当为一功能器官，而非解剖器官。如《类经附翼》中描述胞宫："居直肠之前，膀胱之后，当关元、气海之间。"

男性生殖轴是一个有机的整体，复杂而微妙，协调统一，"肾""天癸""精室"等任何一个环节出现病变均可导致男性生殖机能异常。只有当"肾气盛""天癸至""任脉通"时，才可完成"精气溢泻"，男性生殖功能才得以正常作用。

第三章 男性不育症的诊断

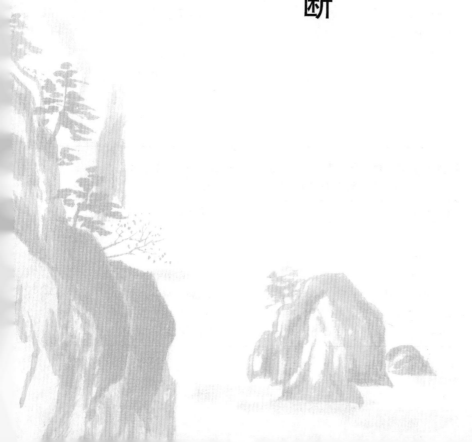

第一节　男性不育症实验室诊断

男性不育症实验室诊断主要包括精液指标分析、血液相关参数检测、遗传学检测等，其中精液指标分析是男科实验室诊断中最重要的部分之一。本节主要介绍前三种实验室诊断，且是临床比较常见的诊断措施。微生物检测主要包括支原体、衣原体、淋球菌、人乳头状瘤病毒等检测，本节不阐述。

一、精液常规分析

精液常规分析是通过显微镜检查精子浓度、精子总数、存活率、活力、形态学、精子顶体、生精细胞、白细胞、红细胞等非精子细胞成分。上述常规检测指标不仅反映精子质量，而且可反映睾丸的生精功能及生殖道是否感染等。WHO 规定的精液基本相关参数参考值见表 1 和表 2。

表 1　精液临床常见参数的参考值下限 [《人类精液检查与处理实验室手册》(第 4 版)]

精液参数	参考值下限
精液体积（mL）	2.0
精液 pH	≥7.2
精子浓度（$\times 10^6$/mL）	20
精子总数（$\times 10^6$/每份精液）	40
精子存活率（%）	50（伊红或伊红-苯胺黑染色法）
活力（a 级 + b 级，%）	50
精子正常形态（%）	30
过氧化物酶阳性细胞浓度（$\times 10^6$/mL）	<1.0

表 2　精液临床常见参数的参考值下限（第 5 个百分位数，95%可信区间）
[《人类精液检查与处理实验室手册》(第 5 版)]

精液参数	参考值下限
精液体积（mL）	1.5（1.4～1.7）
精液 pH	≥7.2
精子浓度（$\times 10^6$/mL）	15（12～16）
精子总数（$\times 10^6$/一次射精）	39（33～46）
精子存活率（%）	58（55～63）
总活力（PR + NP，%）	40（38～42）

精液参数	参考值下限
前向运动（PR，%）	32（31～34）
精子正常形态（%）	4.0（3.0～4.0）
过氧化物酶阳性细胞浓度（×10^6/mL）	<1.0

二、精浆生化指标分析

人类精液主要由精子和精浆组成，精浆主要来自附属性腺的分泌，其中约60%来自精囊腺，约30%来自前列腺，5%～10%来自附睾及尿道球腺等。精子由睾丸生精细胞产生，在附睾中成熟并储存。目前我国男科实验室开展最为成熟的精浆生化指标主要是果糖、酸性磷酸酶、α-葡糖苷酶和锌。另外，精浆 γ-谷氨酰转肽酶（γ-GT）、弹性蛋白酶、卡尼汀、柠檬酸、尿酸等检测也有单位尝试开展中。

精浆果糖浓度是WHO推荐作为评价精囊腺功能的指标。正常生育男性精浆果糖参考值下限一次射精≥13μmol。精浆果糖低于正常参考值下限，提示可能与精囊腺炎、精囊腺分泌功能及无精子症等有关。精浆酸性磷酸酶和 γ-GT 反映前列腺功能，精浆酸性磷酸酶的活性低于正常参考值下限，提示前列腺分泌功能低下，可能与前列腺炎或男性不育症有关；前列腺肥大或早期前列腺恶性肿瘤者其含量增高。精浆 α-葡糖苷酶主要来源于附睾（中性 α-葡糖苷酶）和前列腺（酸性 α-葡糖苷酶），前者约占80%，后者约占20%。精浆中性 α-葡糖苷酶检测是WHO手册推荐方法，其参考值下限一次射精≥20mU，精浆 α-葡糖苷酶低于正常参考值下限，提示可能与附睾分泌功能有关。精浆锌水平检测主要用于前列腺炎和男性不育症的体外诊断，其参考值下限一次射精≥2.4μmol，精浆锌低于正常参考值下限，提示可能与前列腺分泌功能、精液不液化症等有关。

三、自身抗体的检测

免疫学因素也是不孕不育的重要原因之一。在男性血清、精浆和女性血清、宫颈黏液、卵泡液、输卵管液中均可能出现抗精子抗体（AsAb），对精子有制动和细胞毒作用。在女性出现的抗子宫内膜抗体、抗透明带抗体、抗卵巢抗体、抗人绒毛膜促性腺激素抗体、抗滋养细胞膜抗体、抗心磷脂抗体，可阻止精子对卵细胞的附着、穿透和受精卵的着床，为不明原因流产、免疫性不孕等提供病因学诊断依据。另外，某些自身免疫性疾病，如系统性红斑狼疮、甲状腺功能亢进症、原发性甲状腺功能减退症等患者多有不育或性功能异常。

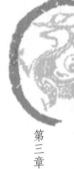

四、精子膜功能检验

精子膜上含有丰富的多聚不饱和脂肪酸及多种蛋白成分，精子膜的功能与精子获能、顶体反应及精卵融合密切相关。反映精子膜功能的伊红Y水试验和精子尾部低渗肿胀试验均以细胞膜在低渗液中发生顺应性变化（肿胀）的原理来观察精子尾部的卷曲和肿胀。当精子暴露于低渗环境中时，因精子尾部的膜较精子头部的膜更柔韧疏松，进入的液体更多，外形变化更大，呈现出各种易于观察的肿胀现象，这是精子膜功能正常的标志之一，是精子具有完整的功能活动的特征，而精子膜功能不正常者在低渗条件下表现为不肿胀。低渗肿胀率正常参考值：≥70%。另外，精子穿卵试验、精子-宫颈黏液相互作用试验等在临床中较难实施，这些精子功能试验一般用于科研。

五、精子核DNA碎片率（DFI）检测

成年男性精子核DNA完整程度的检测，可评估其生育力情况。精子核DNA损伤会对自然生育、辅助生殖技术治疗结局产生负影响，并与复发性流产相关。该项目检测有助于治疗方案选择，对临床助孕具有积极意义。目前世界范围内大多数男科实验室均采用该项目评估男性生育力情况及预测体外受精和妊娠结局的关系。适应证：不育症患者（无精子症患者除外）；习惯性流产、胚胎停育患者的配偶；有不良生育史患者的配偶；为了优生自愿体检者。

六、遗传学检测

遗传学检测主要包括染色体核型分析和特异性基因的检测。染色体异常和相关基因缺失、突变，临床多表现为无精子症、少精子症、性分化异常等。

常见的染色体异常包括染色体数目和结构畸变，可表现为克兰费尔特综合征、真两性畸形、47，XYY男子、XX男子、Y染色体长臂缺失、Y染色体与常染色体之间异位、常染色体非整倍体如21三体综合征等。

特异性基因检测主要是AZF和Y染色体的性别决定区域（SRY）基因的检测。无精子因子是完成生精过程和维持生精功能必不可少的因子，它的缺失或突变均可导致生精障碍。Y染色体在Yq上有四个重要的区域，分别为AZFa、AZFb、AZFc和AZFd，这些区域缺失与男性不育症有密切的关系。在Y染色体AZFa、AZFb、AZFc 3个区至少发现15个与精子发生相关的基因，AZFd区尚未发现相关基因。AZFa大片段缺失病理表现为支持细胞综合无精原细胞出现，无精子生成。AZFb缺失通常表

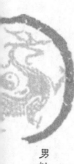

男性不育症的中西医结合诊疗

现为精子生成受阻，与无精子或严重少精子相关。AZFc 缺失表现为一些精原细胞出现，并有有限的精子生成或精子生成很少。对无精子症或严重少精子症患者进行 AFZ 检测的临床意义有两点：通过检查可以使这些原因不明的无精子症或严重少精子症患者明确病因，减少一些无谓"治疗"；如果上述患者希望通过辅助生育技术达到生育目的，其后代也存在不育的可能。少数 AZF 缺失者，其男性子代同样也是 AZF 缺失者，而且可能会影响其正常生育。所以在进行辅助生育技术时，是一项必须检测的项目。应该告诉患者 AZF 缺失可以垂直传递给男性后代，其后代也存在不育的可能。尽量选择女婴，切断遗传途径。

第二节　男性不育症的影像学诊断

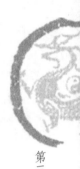

影像学检查常用于辅助诊断与男性不育症密切相关的疾病，如前列腺、精囊、睾丸、附睾、输精管道、精索、垂体及肾上腺等相关病变。常用影像学检查方法主要包括超声、CT、MRI 及 X 线造影等。一般对于精索静脉曲张、睾丸、附睾、前列腺及精囊等病变常用超声检查；对于垂体病变、睾丸肿瘤及前列腺癌等疾病常用 MRI 检查；对于肾上腺疾病及盆腔肿物常用 CT 检查；对于梗阻性无精子症常行精道造影检查。对于不同部位的病变，需综合考虑，应用最佳影像学方法检查。

一、超声检查

男性不育症超声检查包括经阴囊超声和经直肠超声。经阴囊超声主要检查双侧睾丸、附睾、精索静脉及输精管阴囊段。经直肠超声主要检查前列腺、精囊、射精管及输精管盆部末段。

经阴囊超声可检查睾丸及附睾大小及形态。正常睾丸为卵圆形，大小约 4cm×3cm×2cm，回声均匀中等，白膜回声清晰。睾丸肿瘤的回声呈多种类型，但大部分为低回声团块。精原细胞瘤为患侧睾丸均匀性增大，见低回声性团块，境界清晰，部分可呈分叶。非精原细胞瘤为不均质回声，有回声增强灶或囊性改变。睾丸畸胎瘤或胚胎癌肿块呈圆形或椭圆形，患侧睾丸可不均匀增大，表面凹凸不平。隐睾可为单侧或双侧，隐睾侧阴囊内空虚，超声一般可在腹股沟管、腹内见隐睾回声，呈椭圆形，体积小于同龄组正常睾丸，内部回声减低，边界清楚。睾丸炎声像图显示患侧睾丸体积增大，内部回声细密、分布均匀。附睾炎声像图显示患侧附睾体积增大，以附睾尾部肿大多见，回声不均匀，可见团块状低回声区，炎症明显者彩色多普勒可见丰富血流信号。精索静脉曲张超声诊断标准：平静呼吸时精索静脉最大内径≥1.8mm，Valsalva 试验最大内径≥2.0mm。Valsalva 试验时彩色及频谱多普勒测及反流信号。根据临床及超声诊断标准将精索静脉曲张分四级，即亚临床型精索静脉曲张 0 级及临床型精索静脉曲张 Ⅰ 级、Ⅱ 级和Ⅲ级。

经直肠超声可检查前列腺大小、回声及形态特征，如前列腺钙化灶及不均质回声；双侧精囊大小，有无扩张，发育不良或未发育，形态结构及内部回声等；射精管有无扩张、钙化或结石、囊肿等。

梗阻性无精子症因梗阻部位不同，声像图亦不相同。按照梗阻发生位置不同可分为睾丸内梗阻、附睾梗阻、输精管梗阻及射精管梗阻。

（1）睾丸内梗阻声像图显示睾丸网扩张，呈细网状改变，可合并附睾及输精管梗阻，也可单独出现。

（2）附睾梗阻声像图显示附睾形态偏大，内部回声不均，有时可伴有钙化灶，附睾尾部常合并有高回声、混合回声或低回声结节，附睾管扩张可呈细网状改变、粗网状改变或囊管状扩张。附睾梗阻可合并输精管及精囊的管腔扩张。

（3）输精管梗阻声像图显示输精管内径及外径扩张，通常内径扩张>0.7mm，外径扩张>2.4mm，有时在扩张的管道内可见流动的偏高回声，管壁上可见强回声钙化灶，也可表现为管腔被强回声填充，管腔闭塞，可合并精囊扩张。输精管结扎术后可见结扎处输精管呈低回声结节，结扎近端的输精管扩张，双侧附睾增大，附睾管管腔均匀扩张。

（4）射精管不同梗阻位置的超声特点也不尽相同。射精管低位梗阻（近精阜的位置）可表现为射精管囊肿，前列腺纵切面可见沿射精管走行的无回声，壁较厚，呈"倒水滴"状，尖端指向精阜；射精管高位梗阻（与精囊管相接处），射精管不扩张，沿射精管走行可见管壁钙化，合并单侧或双侧精囊扩张，部分可表现为单侧或双侧输精管、附睾管扩张。

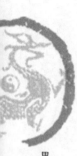

二、CT 检查

CT 检查是用 X 线束对人体层面进行扫描，所得信息经计算机处理而获得的重建图像。CT 增强扫描是经静脉注入水溶性有机碘剂后再行扫描的方法，血内碘浓度增高后，器官与病变内碘的浓度形成密度差，可能会使病变显影更为清楚。

如果考虑是肾上腺病变引起的男性不育症，可行泌尿系统 CT 增强检查，如果肾上腺发生肿瘤、结节或增生病变，通过此检查可了解其大小、轮廓、形态等。大部分隐睾患者可确定隐睾的位置。男性生殖系统肿瘤患者行腹部及盆腔 CT 增强检查可判断有无腹膜后及盆腔淋巴结转移。

三、MRI 检查

MRI 即磁共振成像，是利用原子核在磁场内共振所产生信号经重建成像的一种成像技术。MRI 常用于男性生殖系统前列腺、精囊、睾丸等器官的检查。

男性不育症患者如果是由于性腺轴功能紊乱引起的，考虑垂体病变，可首选垂体MRI检查。目前MRI检查被认为是前列腺癌诊断分期的首先影像学方法，典型表现为T_2WI低信号区，T_1WI上与正常及增生的前列腺组织信号近似。精囊疾病MRI检查也有一定的诊断价值。睾丸肿瘤因肿瘤性质不同，在MRI上的表现亦不相同。

四、X线造影

X线造影是一种常用的X线检查方法。对缺乏自然对比的结构或器官，将密度高于或低于该结构或器官的物质引入器官内或其周围间隙，使之产生对比显影。

男性不育症患者通过输精管造影技术检查输精管是否正常，有无梗阻。向输精管内注入造影剂，然后摄片，正常的输精管可以清晰显示其走行，如有梗阻等病变可以显示其梗阻位置、程度。如果患者处于急性感染期，或对造影剂过敏，或一般情况较差时均禁忌行输精管造影检查。目前也有些学者不建议行输精管造影检查，以免引起医源性精道梗阻。

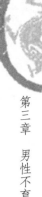

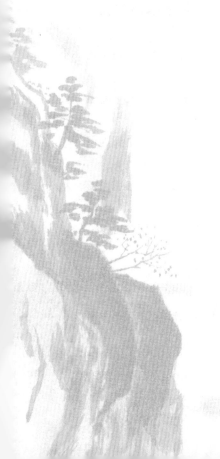

第四章 不育症与精液质量异常

第一节 弱精子症

一、概念

根据 WHO《人类精液检查和处理实验室手册》(第 5 版) 精液检查参考值的标准, 前向运动 (PR) 精子百分率低于 32%, 或前向运动 (PR) 级 + 非前向运动 (NP) 级精子低于 40%, 可诊断为弱精子症。弱精子症又称精子活力低下症, 是引起男性不育的主要原因之一。中医古代文献中无弱精子症之名, 归属于"无子""精寒"等范畴。

二、病因病机

(一) 中医病因病机

中医学认为肾虚、气血不足、湿热下注和气滞血瘀是弱精子症的基本病机。具体细述如下。

(1) 先天禀赋不足或久病体虚, 肾精亏损, 命门火衰, 阴寒内生, 温煦失职, 引起精子活力不足。

(2) 房事过度或嗜烟酗酒, 温病、热病后阴液耗损, 致肾阴亏损, 肾阴不足, 不能滋养生殖之精。

(3) 饮食不节或思虑过度伤脾, 脾胃功能失运, 导致气血不足, 后天不能滋养先天之精而致精子活力低下。

(4) 过嗜肥甘辛辣, 湿热内生, 下注精窍; 或性事不洁, 湿热毒邪从外内侵, 蕴结精室, 湿热熏灼精窍。

(5) 情志不畅, 肝失疏泄, 致肝气郁结; 或暴怒伤肝, 气机失调, 气滞血瘀, 精道瘀滞。

(二) 西医病因病机

从现代医学角度分析, 弱精子症的病因病机尚未完全清楚, 目前认为主要有以下几个方面。

(1) 先天性因素 先天性疾病、性染色体的异常和常染色体畸变等可严重影响精子质量, 从而影响精子活力。

(2) 环境因素 长期大量接触有毒的化学物质, 如装修材料, 汽车废气, 香烟烟

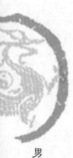

雾，铅、镉、铝、锰等重金属，杀虫剂，合成的农药等，电离与非电离辐射，以及高温环境工作。

（3）不良生活习惯　吸烟、喝酒、吸毒、穿紧身裤、经常洗桑拿、久坐、缺乏运动、长期熬夜等。

（4）感染因素　生殖系统的细菌感染是导致精子活力低下的重要原因，如附睾炎、前列腺炎；生殖系统的非细菌性感染如衣原体、支原体引起的非淋菌性尿道炎对精子活力也有重要影响。

（5）内分泌异常　常见的有高泌乳素血症，血液睾酮水平异常增高或不足均可影响睾丸的生精功能。

（6）免疫因素　生殖系统的损伤可致血-睾屏障破坏，使精子抗原暴露于机体的免疫系统中，诱发其产生 AsAb，影响精子活力。

（7）精索静脉曲张　精索静脉曲张从多方面影响精子活力，如：①使睾丸局部温度升高；②肾静脉血液反流带来的有毒代谢产物；③睾丸微循环障碍引发缺氧，二氧化碳和乳酸等代谢产物堆积；④血生精小管屏障破坏，产生 AsAb 等。

（8）药物因素　激素类药物、利尿药、化疗药、治疗消化道溃疡的西咪替丁、抗高血压的钙离子拮抗剂等均可影响精子的数量和活力。

（9）其他因素　维生素、微量元素和氨基酸的缺乏等。

三、临床表现

患者多因不育而就诊，临床表现颇不一致，有的无任何症状，有的可伴有腰膝酸软，神疲乏力，头晕耳鸣，形寒肢冷，阴囊潮湿，会阴疼痛等症状。

四、诊断与鉴别诊断

（一）诊断要点

1. 中医辨证要点

（1）首辨虚实　凡弱精子症伴滑精、腰膝酸软、头昏耳鸣、神疲乏力等证候者多属虚证；而伴少腹、会阴疼痛不适，舌苔黄腻者多属实证；但临床常可见虚实夹杂证。

（2）次分阴阳　肾虚有阳虚和阴虚之不同，根据主症和舌脉加以区分。

2. 西医诊断要点

（1）病史　详细询问现病史，既往生育史，全身性疾病史，是否用过对精子有影响的药物，有无腮腺炎病史、泌尿生殖道感染史和睾丸外伤手术史等。

（2）临床症状　是否有原发病的症状，多数无明显症状。

（3）体格检查　重点检查阴囊部位，是否有隐睾，附睾有无肿大、触痛，睾丸大小、质地，有无精索静脉曲张。

（4）实验室检查及辅助检查

1）精液分析：是诊断弱精子症的主要依据。在适宜温度（25～37℃）下，精液离体1小时后进行检验，精子前向运动（PR）百分率低于32%，或前向运动（PR）级＋非前向运动（NP）级精子低于40%，即可诊断，一般要求做2～3次精液检查。

2）彩超检查：了解有无精索静脉曲张，以及睾丸、附睾、前列腺、精囊腺的情况。

3）性激素检查：了解黄体酮（T）、雌二醇（E_2）、垂体泌乳素（PRL）、FSH、LH的水平。

4）衣原体、支原体检查：有无衣原体及支原体（生殖支原体、人型支原体和解脲脲原体）感染。

5）免疫学检查：检查精浆、血清是否含有AsAb、抗弓形虫抗体。

6）其他检查：前列腺液、微量元素、精浆生化等检查。

（二）鉴别诊断

与纤毛不动综合征鉴别：精液检查显示精子是存活的，但不能运动或很少运动，多有慢性肺部炎症、慢性鼻窦炎等病史。

五、治疗

（一）中医治疗

1. 治疗原则

治疗原则分清寒热虚实，虚则补之，实则泻之，寒者温之，热者清之。注意复合证型，虚实夹杂则攻补兼施。

2. 辨证施治

（1）肾阳虚衰证

证候：形寒肢冷，面色少华，腰膝酸软，小便清长，夜尿频多。舌质淡，苔薄白，脉沉迟。

治法：温补肾阳。

方药：右归丸加减。组成：熟地黄、山萸肉、山药、肉桂、菟丝子、鹿角胶、枸杞子、当归、杜仲、制附子。腰膝酸软者可加狗脊、肉苁蓉；形寒肢冷者可加巴戟天、补骨脂。

中成药：右归胶囊。

（2）肾阴亏虚证

证候：头昏耳鸣，腰膝酸软，口干咽燥，失眠盗汗，五心烦热。舌质红，苔少，

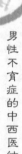

脉沉细数。

治法：滋阴补肾。

方药：左归丸合五子衍宗丸加减。组成：熟地黄、山萸肉、山药、鹿角胶、龟板胶、枸杞子、菟丝子、怀牛膝、覆盆子、车前子。纳呆少食者可加焦山楂、焦神曲、砂仁；房事淡漠者可加蜂房、巴戟天、淫羊藿。

中成药：六味地黄丸、大补阴丸。

（3）气血两虚证

证候：面色萎黄，神疲乏力，少气懒言，食少纳呆，大便溏薄。舌质淡，苔白，脉细弱。

治法：益气补血。

方药：十全大补丸加减。组成：人参、白术、茯苓、甘草、当归、熟地黄、白芍、川芎、黄芪、肉桂。大便溏稀者可加山药、焦神曲；纳呆者可加焦山楂、砂仁。

中成药：十全大补丸、补中益气丸。

（4）湿热下注证

证候：尿频尿急、短赤涩痛、阴囊潮湿，口苦口干。舌质红，苔黄腻，脉滑数。

治法：清热利湿。

方药：程氏萆薢分清饮加减。组成：川萆薢、黄柏、石菖蒲、茯苓、白术、莲子心、丹参、车前子。肢体困倦沉重者加苍术、厚朴；脘腹胀闷者可加砂仁、枳实。

中成药：四妙丸、萆薢分清丸。

（5）瘀血阻滞证

证候：少腹、会阴或腹股沟处疼痛，阴囊坠胀不适。舌质紫暗或边有瘀点，脉涩。

治法：活血化瘀。

方药：少腹逐瘀汤合五子衍宗丸加减。组成：菟丝子、覆盆子、枸杞子、延胡索、五灵脂、没药、川芎、当归、赤芍、蒲黄、肉桂。阴囊疼痛者可加乌药、小茴香；少腹拘急者可加延胡索、川楝子。

中成药：血府逐瘀片。

3. 名医经验

王琦认为肾虚、湿热、瘀血三者是本病的主要病机，它们单独为病或共同相互作用导致了本病的发生、发展，用药以"补肾填精、活血化瘀、兼清湿热"为指导思想，组方以"阴阳并调、补中有通、补中有清"为特点。其研创的黄精赞育胶囊（黄精、熟地黄、续断、丹参、党参、败酱草、牡蛎等）用于治疗肾虚精亏夹湿热型的少精子症、弱精子症。

4. 单方、验方

（1）毓麟珠（古验方《秘本种子金丹》）　党参 15g，白术 10g，茯苓 15g，炙甘草 6g，熟地黄 25g，白芍 15g，川芎 9g，当归 10g，菟丝子 15g，山药 15g，枸杞子 15g，胡桃肉 15g，巴戟天 10g，鹿角胶 9g（另溶化），鹿角霜 9g，杜仲 9g，山茱萸

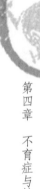

9g，川椒 6g。水煎 2 次分 2 次服，每日 1 剂。

（2）生精汤（孙建明经验方）　熟地黄 10g，生地黄 10g，黄芪 10g，太子参 10g，续断 10g，枸杞子 10g，沙苑子 10g，茯苓 10g，皂角刺 30g，益母草 30g。水煎 2 次分 2 次服，每日 1 剂。

5．外治法

保留灌汤：适用于瘀血阻滞型、湿热下注型或有前列腺炎者。黄柏、皂角刺、路路通、槐花、红花、石菖蒲各 20g。水煎取汁 100～150mL，温度控制在 36℃左右，保留 30 分钟到 1 个小时。

6．其他特色疗法

针灸治疗，辨证取穴。

主穴：①关元、归来、三阴交、足三里。②肾俞、大肠俞、中髎、交信。③气海、大赫、地机、太溪。④气海俞、关元俞、次髎、昆仑。

配穴：①肾阳虚衰证配命门、阴交、腰阳关。②肾阴不足证配复溜、至阴。③气血亏虚证配脾俞、章门、大都。④瘀血阻滞证配膈俞、血海、太冲。⑤湿热下注证配阴陵泉、小肠俞、蠡沟。

操作：4 组主穴交替使用，结合配穴，每次选 2 个，隔天 1 次，每次 30 分钟，30 天 1 个疗程。

（二）中西医结合治疗

在中医辨证施治的基础上可以结合西医治疗。

1．病因治疗

抗感染治疗，生殖系统附属性腺有感染可根据其临床症状和细菌学检查确诊受感菌群，使用对其敏感的抗生素治疗。对于甲状腺功能减退者补充甲状腺素。排除手术治疗垂体肿瘤的高泌乳素血症可采用多巴胺受体激动剂——溴隐亭治疗。

2．抗氧化治疗

精液中过多的活性氧（ROS）可通过氧化应激作用损伤精子。抗氧化剂可对抗 ROS 所导致的膜脂质过氧化损伤等。每一种抗氧化药物都具有特定的作用机制，其作用不能互相替代，且具有协同作用，从而达到对细胞的全面保护。常用的抗氧化剂有天然维生素 E、硫辛酸等。

3．改善细胞能量代谢的治疗

该类药物可在提高细胞线粒体氧化功能等多个方面改善全身组织和细胞代谢能力，并多兼具抗氧化作用，常用的药物有左卡尼汀、辅酶 Q_{10}、复方氨基酸等。

4．改善生殖系统微循环的治疗

通过改善睾丸与附睾的血液循环，进而促进睾丸的生精作用及附睾内的精子成熟，此外，还可促进精子 ATP 酶的活性，增加精子活力，常用的药物有胰激肽原酶等。

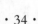

男性不育症的中西医结合诊疗

5. 手术外科治疗

精索静脉曲张显微手术在治疗效果及其并发症等方面略优于其他手术方式。临床型精索静脉曲张伴精液质量异常的不育症患者或药物治疗无效者可选择手术。

6. 辅助生殖技术

首选药物治疗或手术治疗等常规治疗，以期改善精液质量，增加自然妊娠率。如果治疗效果不明显，确有必要时再运用辅助生殖技术（ART）。依次考虑宫腔内人工授精（IUI）、体外受精胚胎移植术（IVF）、单精子卵细胞质内注射（ICSI）和植入前遗传学诊断（PGD）等辅助生殖技术。

六、中医古籍治法精选

岳甫嘉《妙一斋医学正印种子编·男科》中有专论种子医案，兹选录一案如下。

肾阳虚寒无子案：某人年逾四十，形体孱弱，求治病，并求种子方。诊其脉，六部俱微缓无力，两尺如丝如漾，一似欲绝者。自言无医不投，无药不服，或以为瘦人多火而服知柏，或以为虚寒之极而服桂附，总皆不效。饮食则闻荤腥便欲呕吐，向服滋阴地黄丸，后服八味地黄丸，俱无效。据脉息，则诚虚寒也，所服药亦未为全误，但须先理中州，然后议治幽北可耳。必须耐心守以岁月，不但病愈，可图得子。予投以补中益气汤，加砂仁、神曲，十余剂而脾胃稍起。又劝其去素茹荤，而少佐以肉味，脾胃愈起，始投以大剂补中汤，加枸杞子、杜仲各三钱，服二十余剂，脾胃始健，而腰膝渐强。后令其仍服八味地黄丸半料，兼服朱鹤山煎方日一剂，甚是得力。后服河车种子丸一料，果身体强健，逾年遂得子。

七、验案举隅

王某，男，39岁，干部，2014年9月3日初诊，5年不育，配偶妇科检查均正常。曾就诊于多家医院，先后服用左卡尼汀、五子衍宗丸等中西药无效果。精液检查：PR 4.2%，NP 8.2%，衣原体阳性，解脲支原体阳性。

患者形体较瘦，阴囊潮湿，手足心热，腰酸，尿道有时痒，大便干结，舌质红，苔黄腻，脉滑数。

中西医诊治策略：诊断为男性不育症、弱精子症、非淋菌性尿道炎。

辨证属湿热蕴结，阴虚火旺型；治以清热利湿，滋阴清火为主；方用经验方龙草二黄汤加减。

方药：草薢30g，生地黄24g，龙胆草9g，栀子10g，柴胡10g，车前子10g，当归10g，泽泻10g，牡丹皮10g，茯苓10g，苍术10g，黄柏9g，甘草6g。14剂，水煎服。配合西药阿奇霉素0.5g，每日1次，连服7天。

2014年10月22日复查衣原体、支原体均为阴性。患者前述诸症减轻，自觉疲劳，舌质淡红，苔白腻，脉滑。前方去栀子、黄柏、龙胆草，加入黄芪20g、菟丝子20g，继续调服2月余。

2015年1月14日妻子月经已延后1周未至，检查人绒毛膜促性腺素（HCG）879.6U/L，后足月顺产一男婴。

八、疗效判定

（一）疾病疗效判定

（1）治愈 配偶受孕。
（2）显效 虽未受孕，但治疗3个月后精子活力检查正常，PR大于或等于32%。
（3）有效 治疗3个月后精子活力检查PR或PR＋NP较治疗前有增加。
（4）无效 治疗3个月后精子活力检查PR或PR＋NP无变化或下降。

（二）中医证候疗效判定

（1）治愈 症状消失。
（2）显效 主要症状明显减轻或消失。
（3）有效 主要症状减轻。
（4）无效 症状均无任何改善。

九、预防与调护

（1）饮食有节，戒烟酒。
（2）避免在高温、有毒的环境中工作和生活。
（3）起居有常，不熬夜，适当运动。
（4）不穿紧身裤，不宜洗桑拿浴，不宜久坐。
（5）注意预防泌尿生殖系统的感染。

十、临证提要

弱精子症的诊断主要依靠精液分析，多数患者无明显症状，临证时注重舌脉辨证。以两种以上的兼夹证居多，脾肾亏虚夹湿热瘀毒较为常见。要结合相关检查尽可能明确病因，使治疗更有针对性，如伴有感染可抗感染治疗；临床型精索静脉曲张伴精液质量异常、不育2年以上或药物治疗无效者可选微创手术治疗；对特发性弱精子症多以经验性治疗为主，中医治疗有明显优势，中西药联合可发挥协同作用。若经半年或

1年治疗后，精子活力仍未改善或受孕，可以建议选择辅助生殖技术。如果夫妻双方不存在影响优生的不良因素，建议治疗期间可不避孕，以提高受孕率。女方受孕是治疗成功的金标准。

十一、难点分析

虽然中西医结合治疗弱精子症不育取得了较好疗效，但是由于男性不育症病因复杂，60%～75%的患者找不到确切原因，目前很多治疗仍属经验性的，有些患者治疗效果不理想。今后需进一步加强病因和临床研究，中西医相互融合，寻求更为有效的疗法是治疗男性不育症的重任。另外由于精液的波动性及各医院检查的标准性不一致也为研究评价带来困难，还需加强精液检查，提高实验室的标准化和质量控制水平。

第二节　少精子症

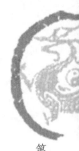

一、概念

根据 WHO《人类精液及精液-宫颈黏液相互作用检验手册》（第5版）标准，精液浓度小于 $15×10^6/mL$，为少精子症。中医学中没有"少精子症"命名及记载，少精子症与中医学"精少""精薄""精清""无子"等病证相似。此病被认为不仅与肾有关，而且与肝、脾有密切的联系。

二、病因病机

（一）中医病因病机

少精子症的病因可分为先天不足、肾精亏虚、房劳过度、饮食不节、气血虚弱、外伤、内伤七情等，病机可归纳为肾虚、脾虚、肝郁、气虚、气滞、血虚、血瘀、湿热这八方面，重点在肾、脾、胃、肝等脏腑。具体内容如下。

1. 肾精亏虚

先天不足，禀赋薄弱，或房劳过度，不知持满，以致肾阳亏虚，下焦虚寒，温煦不足，导致精失所养，男子精少而不育。

2. 脾肾阳虚

肾阳不足，不能温煦脾阳；脾阳不足，不能运化水谷精微，精虫生化乏源，导致不育。

3. 气血两虚

久病体弱，气血亏虚，血不化精，致使精少而不育。

4. 湿热下注

饮食不节、过食肥甘厚味之品、酗酒等，使湿热之邪下注，烧灼肾精，阻塞精道，精涩难处，导致精少而不育。

（二）西医病因病机

1. 病因分类

对少精子症的病因，按照病变所在的部位可以分为睾丸前、睾丸和睾丸后三因素。

（1）睾丸前因素 主要包括下丘脑的病变，垂体病变和一些外源性或内源性激素水平异常等因素。

（2）睾丸因素 包括遗传性疾病、先天性生殖器发育异常及一些血管性和感染性睾丸性疾病。

（3）睾丸后因素 包括精子运输障碍、性功能异常及感染等因素。

这些因素可以肯定少精子症的病因，但仍有近40%的患者找不到任何原因。

2. 内分泌因素

内分泌系统发生紊乱，则使下丘脑分泌的GnRH，以及垂体前叶分泌的FSH和LH分泌减少，对精子的产生、成熟、运动造成影响，导致睾丸生精功能的障碍，其表现为少精子症，甚至于无精子症。

3. 感染因素

生殖系统的感染，如急慢性睾丸及附睾炎、慢性前列腺炎、精囊炎及附睾结核都可使精液成分发生改变，干扰精子的生成和成熟，引起精子分解、精子中毒、精子凝集而出现少精子症。

4. 遗传因素

一些先天缺陷（染色体及基因的异常）也对精液浓度、精子活动率及精子形态有严重影响，而造成少精子症。其中隐睾也是影响精液质量的重要原因之一。

5. 精索静脉曲张

精索静脉曲张（VC）可以使睾丸的局部温度升高，血管活性物质增加，使精浆α-葡糖苷酶的水平降低，从而可能影响附睾的生精功能，使精子的活力和精子浓度下降，进而引起弱精子症、少精子症、无精子症等男性不育症。

6. 环境因素、生活习惯因素及其他因素

从大的方面讲，环境污染和激素使用的泛滥，是造成当今少精子症高发的主要原因，如工业污染及生活中产生的有害物质（如铅和镉）。而且吸烟过多、酗酒、辐射等因素对精子质量也存在一定的影响。

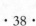

三、临床表现

不育症可见倦怠乏力，纳食不香，腹胀闷，或腰膝酸软，阴囊潮湿，伴有精索静脉曲张，可有睾丸坠胀等表现。

四、诊断与鉴别诊断

（一）诊断要点

1. 中医诊断要点

（1）肾精亏虚证　婚后不育，精子稀少；神倦乏力，腰膝酸软，头晕目眩，午后潮热，五心烦热，夜寐盗汗。舌质红，少苔，脉细数。

（2）脾肾阳虚证　婚后不育，精液清稀量少，性欲减退；腰膝酸软，四肢不温，精神萎靡，面色㿠白，小便清长，夜尿频多。舌质淡胖，脉沉细无力。

（3）湿热下注证　婚后不育，精液量少而稠，多见色黄或赤；阴囊潮热，囊汗腥臭，小便黄浊。舌红，苔黄腻，脉弦滑或滑数。

（4）气血亏虚证　婚后不育，精液量少，性欲减退；饮食不健，身体瘦弱，头晕乏力，面色萎黄或㿠白，舌质淡，苔薄白，脉弱。

（5）精道瘀阻证　婚后不育，精液量过少，少腹、会阴、睾丸疼痛，或有射精疼痛，食欲不振、口咽干燥。舌质暗，有瘀斑瘀点，脉沉迟或涩。

2. 西医诊断要点

禁欲 3～7 天，精液常规分析 3 次以上者，精子密度小于 $15×10^6/mL$，且查不出任何病因，可考虑为特发性少精子症。当精子密度小于 $5×10^6/mL$ 时，可诊断为严重少精子症。

通过询问患者病史、体格检查及其他实验室辅助检查（遗传学检查、内分泌激素测定、微生物学检查、抗精子抗体、微量元素测定等），大多能发现引起少精子症的病因。免疫学检查可以确定是否存在自身免疫异常，染色体核型分析可确定是否存在染色体异常。

（二）鉴别诊断

1. 无精子症

少精子症是指具有生育能力男性精液中的精子数目低于正常的一种病症。精液检查中可观察到精子，而三次精液检查均未发现精子者为无精子症，无精子症又分为"先天性无精子症""阻塞性无精子症"两种。前者指睾丸生精细胞萎缩、退化，不能生成精子；后者指睾丸能产生精子，但输精管阻塞而不能排出精子。

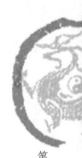

2. 死精子症

精液中精子存活率减少，精液特殊染色检查中发现死精子超过 40%者为死精子症，亦称死精子过多症。但是因检查方法不当或未按正常方法搜集精液，而人为造成的死精子增多，称为假死精子症。而少精子中仅是精子数目低于正常值，成活率及活力均为正常从而相鉴别。

五、治疗

（一）中医治疗

1. 治疗原则

本病临床以肾虚最为多见，主张综合治疗，注意调护，辨证论治以瘀滞、湿热等为基本病理环节，分清主次，权衡用药。

2. 辨证施治

（1）肾精亏虚证

证候：头晕目眩，神倦乏力，腰膝酸软，性欲下降，阳痿，早泄，遗精，头晕目眩，午后潮热，五心烦热，夜寐盗汗。舌红少苔，脉细数。

治法：补肾填精。

方药：生精赞育丸加减。组成：人参、山药、肉苁蓉、菟丝子、紫河车、熟地黄、当归、枸杞子、桑椹、麦冬、龟甲胶、山茱萸、五味子。梦遗早泄者加女贞子、墨旱莲；午后潮热、口干津少者加牡丹皮、地骨皮。

中成药：左归丸、五子衍宗丸等。

（2）脾肾阳虚证

证候：精神萎靡，面色㿠白，性欲减退，腰膝酸软，四肢不温，小便清长，夜尿频多。舌质淡胖，脉沉细无力。

治法：温补肾阳。

方药：金匮肾气丸合五子衍宗丸加减。组成：枸杞子、菟丝子、覆盆子、五味子、车前子、干地黄、山茱萸、山药、泽泻、茯苓、牡丹皮、桂枝、附子。气虚者加党参、黄芪；肾虚者加何首乌、锁阳。

中成药：金匮肾气丸、五子衍宗丸、右归丸等。

（3）湿热下注证

证候：阴囊潮热，囊汗腥臭，小便黄浊，精液量少而稠、多见色黄或赤。舌质红，苔黄腻，脉弦滑或滑数。

治法：清热利湿。

方药：龙胆泻肝汤，或程氏萆薢分清饮，或四妙散，或八正散加减。组成：龙胆草、栀子、大黄、山栀子仁、黄芩、柴胡、车前子、滑石、泽泻、生地黄、当归、威

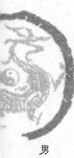
男性不育症的中西医结合诊疗

灵仙、苍耳子、白芥子、萆薢、石菖蒲、乌药、甘草。睾丸肿痛者加橘核、荔枝核；小便不利者加猪苓、车前子。

中成药：双石通淋胶囊、龙胆泻肝丸等。

（4）气血亏虚证

证候：头晕乏力，面色萎黄或白，饮食不健，身体瘦弱，性欲减退。舌质淡，苔薄白，脉弱。

治法：温补脾肾，佐以行气活血。

方药：十全大补汤加减。组成：人参、黄芪、白术、茯苓、炙甘草、当归、川芎、芍药、熟地黄。伴阳痿早泄者加蜈蚣、蜂房、淫羊藿；气虚者加党参、山药。

中成药：八珍汤、济生肾气丸等。

（5）精道瘀阻证

证候：精液量过少，不育，少腹、会阴、睾丸疼痛，或有射精疼痛，食欲不振，口咽干燥。舌质暗，有瘀斑瘀点，脉沉迟或涩。

治法：活血化瘀，疏通精道。

方药：少腹逐瘀汤合五子衍宗丸加减。组成：小茴香、干姜、延胡索、没药、当归、川芎、官桂、赤芍、蒲黄、炒五灵脂、枸杞子、覆盆子、菟丝子。胸胁痞闷者加柴胡、枳壳；精液量极少者加皂角刺。

中成药：血府逐瘀口服液。

3. 名医经验

戚广崇教授认为少精子症的病因主要是肾虚为本，兼见气虚、湿热、血瘀等，将其辨证分为6型，并配以具体的治疗。肾精不足者予补肾强精之法；肾阳不振者予温肾壮阳填精之法；肾阴亏损者予滋阴养肾填精之法；气血两虚者予补益气血生精之法；瘀血阻络者予活血祛瘀通精之法；精室湿热者予清利湿热以化精之法。

李海松教授通过整体辨证、局部辨证与微观辨证"三辨结合"的方式治疗不育症。在整体辨证上，其认为肾虚为不育症的首要病机，其他如肝郁、湿热、血瘀等实证若不及肾，则不会对男性生育产生影响；局部辨证是在整体辨证前提下，通过现代技术如睾丸精索B超、性激素等局部检查，抓住疾病的关键病因，从而更精确地临床施治；微观辨证是对精液量、精液液化时间、精子浓度及活力、精子存活率与精子畸形率等指标均进行微观辨证，如少精子症、弱精子症，可辨为脾肾气虚证；如精液不液化伴精子畸形率高，可辨为肾阴不足证，为中医辨证辨病治疗男性不育症提供参考。

孙自学教授认为男性不育症主要由肾虚（虚证）、湿热、瘀阻（实证）所致。大多以肾虚为主，常与肝郁、湿热或血瘀夹杂，导致虚实夹杂，本虚标实的病因病机。湿热、痰浊、瘀血为其主要病理因素，并使肾虚的情况更加严重。在治疗上遵循古法，但又不宜过分拘泥，常多方并用，以补肾活血为主，兼顾健脾利湿，清热解毒。

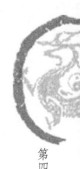

4. 单方、验方

（1）五子补肾丸，每次 6g，每日 3 次。

（2）人参养荣丸，每次 6g，每日 3 次。

（3）十全大补丸，每次 6g，每日 3 次。

5. 外治法

脐疗：小茴香、肉桂、炮姜各等份，研细末，少许蜂蜜或蛋清调敷神阙穴，外盖敷料固定，5～7 天除去。适用于虚损所致不育者；精室伏热者忌用。

6. 针灸治疗

（1）肾阳不足证　取三阴交、关元、肾俞、命门。用补法，留针 30 分钟，隔日 1 次，10 次 1 个疗程。

（2）肾精亏虚证　取肾俞、志室、太溪、三阴交。用补法，留针 30 分钟，每日 1 次，10 次 1 个疗程。

（3）气血亏虚证　取脾俞、胃俞、肾俞、足三里、三阴交。用补法，留针 30 分钟，每日 1 次，10 次 1 个疗程。

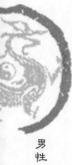

（二）中西医结合治疗

若发现患者是 Y 染色体微缺失、染色体异常等引起的严重少精子症时，一般推荐患者采取显微取精、辅助生殖技术等措施。若诊断为少精子症时，以中医辨证论治为主，中药主要采用温补肾阳、滋补肾阴、补肾生精、益气养血、疏肝理气、行气活血、清热利湿化痰等法，选用五子衍宗丸、赞育丹、二仙汤、六味地黄丸、金匮肾气丸、四君子汤、柴胡疏肝散等古方加减，配合左卡尼丁、氯米芬、他莫昔芬等西药联合使用。

六、中医古籍治法精选

《金匮要略》云："男子脉浮弱而涩，为无子，精气清冷。夫失精家，少腹弦急，阴头寒，目眩，发落，脉极虚芤迟，为清谷，亡血失精。脉得诸芤动微紧，男子失精，女子梦交，桂枝龙骨牡蛎汤主之。"

《备急千金要方》云："凡人无子，当为夫妻俱有五劳七伤，虚羸百病所致，故有绝嗣之患。"

《石室秘录》云："男子不能生子有六病……一精寒也，一气衰也，一痰多也，一相火盛也，一精少也，一气郁也。"

《辨证录》云："男子身体肥大，必多痰涎，往往不能生子，此精中带湿……夫精必贵纯，湿气杂于精中，则胎多不育……多痰之人……湿既入肾，是精非纯粹之精，安得育麟哉。"

七、验案举隅

王某，男，34岁，云南省昆明市人。1999年1月17日初诊。夫妻性生活正常，未避孕，4年未育。平素稍感腰酸，饮食及睡眠可，二便调。舌质红，苔薄白，脉细。精液常规检查：精子浓度 $12×10^6/mL$。女方月经正常，输卵管通畅。

西医诊断：男性不育症（少精子症）。

中医辨证：肾虚精亏。

治法：补肾生精，益气养血。补肾生精汤加减：桑椹 15g，女贞子 15g，覆盆子 15g，枸杞子 15g，党参 15g，白术 12g，何首乌 15g，当归 12g，怀牛膝 12g，菟丝子 15g，淫羊藿 15g，甘草 5g。水煎服，每日 1 剂。

此后根据患者的病情做适当的调整，按要求服上方 3 个月后复查精液常规：精子浓度 $28×10^6/mL$，余各项正常。

1999年4月，患者告知女方已停经38天，查尿 HCG 阳性。

按语：根据患者的临床表现及舌苔脉象，可诊断为肾虚精亏，治疗以补肾生精为主，兼顾益气健脾，养血助精。药用桑椹、女贞子、覆盆子、枸杞子、菟丝子、淫羊藿、怀牛膝补肾生精；配以党参、白术、何首乌、当归益气健脾养血。

八、疗效判定

（一）疾病疗效判定

参照 WHO《不孕夫妇标准检查与诊断手册》《中药新药临床研究指导原则》中有关内容拟定。

（1）治愈　配偶受孕。

（2）显效　治疗后精液浓度大于或等于 $15×10^6/mL$，精液质量及精子功能较前改善。

（3）有效　治疗后精液浓度提升率大于 30%，精液质量及精子功能亦有改善。

（4）无效　治疗前后无变化，或精液浓度提升率小于 30% 及精液质量、精子功能均无改善。

（二）中医证候疗效判定

（1）临床痊愈　中医临床症状、体征消失或基本消失，证候积分减少大于或等于 95%。

（2）显效　中医临床症状、体征明显改善，证候积分减少大于或等于 60%。

（3）有效　中医临床症状、体征均有好转，证候积分减少大于或等于30%。

（4）无效　中医临床症状、体征均无明显改善，甚或加重，证候积分减少不足30%。

九、预防与调护

（1）注意个人卫生，保持适度性生活，避免不洁性生活，防止生殖系统感染。

（2）保持心态乐观，避免精神紧张、喜怒无常或抑郁。

（3）饮食要平衡、多样化，宜多食卷心菜、菠菜、马铃薯、胡萝卜、番薯、豆类、紫菜、海带、瘦肉、鲜鱼、虾、鸡蛋、牡蛎、牛奶、水果、坚果等食物，戒烟戒酒，咖啡、可乐亦不宜多饮。

十、临证提要

少精子症的诊断主要依靠实验室检查中的精液分析检查，因此在精液的采集上需严格要求，采取规范的取精方式。治疗方面要根据患者年龄、病情及配偶的年龄综合考虑。对伴有精索静脉曲张的患者，建议先行手术治疗，术后再联合中西医药物结合治疗；对重度少精子症患者，根据患者的年龄、病程及意愿，采用辅助生殖技术。并要求夫妻共同治疗，完善相关检查后再治疗，治疗周期为3个月，因治疗时间较长，需夫妻双方坚持治疗，不能急于求成。

十一、难点分析

少精子症临床所见病因复杂，或无明显症状，或无证可辨。因婚后多年不育，经实验室检查而确诊；也可能表现为多种证型兼夹。临床上处理需三因制宜，辨病与辨证相结合。对于尝试辅助生殖技术失败者，要进行更深入的检查，以求查明病因，更不能轻易放弃药物治疗特别是中医药的治疗手段。

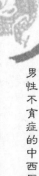

第三节　畸形精子症

一、概念

按照WHO最新标准，通过严格的精子形态学染色分析，精子正常形态率小于4%

称为畸形精子症。畸形精子症是指精子头、体、尾的形态变异，头部畸形有巨大头、无定形、双头等；体部畸形有体部粗大、折裂、不完整等；尾部畸形有卷尾、双尾、缺尾等。畸形精子症是男性不育症的重要原因之一，常与少精子症、弱精子症、死精子症同时存在。

中医学无畸形精子不育症之名，但中医文献中早有类似论述，属于中医学"不育""无子""无嗣""男子艰嗣"等范畴，认为此病与先天之本肾，后天之本脾及任脉、冲脉的元气精血不足有关。

二、病因病机

（一）中医病因病机

畸形精子症患者多由于房劳过度，久病，或素体肾气虚弱，命门火衰，肾阳不足所致。精子的生长、发育和正常运行，全赖于肾主生殖的作用。根据中医病因病机可分为以下几型。

1. 肾阳不足

先天不足，禀赋薄弱，或房劳过度，以致肾阳亏虚，下焦虚寒，温煦不足，精失所养，精子畸形率增高。

2. 阴虚火旺

热病伤阴或纵欲过度，肾阴亏虚，阴虚火旺，煎熬精液，灼伤精子，致畸形精子增加。

3. 湿热下注

饮食不节，嗜烟酒、辛辣之品，损伤脾胃，内生湿热，蕴结精室，伤及精子。

4. 气血亏虚

先天不足或久病，导致阴损及阳，或阳损及阴，从而致使精失所养，精子畸形率过高。

（二）西医病因病机

现代医学认为畸形精子症的发生与环境污染（如重金属、有毒有机物和电磁辐射等）、遗传异常、免疫异常、器质性病变（如精索静脉曲张等）、不健康饮食（如含有棉酚的粗制棉籽油、含有各种食品添加剂或含有雌激素及其他类似物的食品等）有关。其中与畸形精子症相关的主要因素如下所述。

1. 感染因素

男性生殖道、睾丸曲细精管和附睾容易被微生物如解脲支原体（UU）感染。支原体易感染精子颈部和中部，因此由支原体感染所致的异常精子形态常表现为折颈精

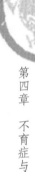

子或无动力精子。

2. 内分泌功能紊乱

与生殖系统有关的激素（如睾酮、雌二醇等）分泌异常可造成精子畸形率增高，如睾酮的分泌异常等。有实验表明，某些与男性生殖密切相关的主要激素分泌异常（主要表现为睾酮分泌不足），可对精子的形态造成直接负面的影响，从而导致精子畸形的发生。其研究表明特发性少精子症患者补充雄激素后可改善精子形态并使精子受精能力提高。

3. 遗传物质的改变

随着人类对基因及染色体的深入研究，人类已经意识到遗传物质的改变会导致精子形态的变化。任何染色体的异常，如染色体数目增多，染色体结构异常等，均可以影响到人体内分泌系统及生殖系统，继而影响到精子的生长、发育及成熟，而引起控制精子生成基因的异常，同样会使精子畸形。

4. 不良生活习惯

研究表明，不管是直接吸烟者还是间接吸烟者均可导致畸形精子发生率显著增高。香烟中的尼古丁容易导致畸形精子发生率增高。酗酒或人体摄入过量的酒精均可严重损害睾丸的内分泌功能，使睾丸间质细胞分泌的睾酮减少，影响精子的生长、发育、成熟的全过程，同时还可诱发慢性前列腺炎、附睾炎等生殖系统炎症，破坏精子生活环境，对精子存活率及形态产生影响。还有其他原因，包括各种辐射、化学污染及其他环境污染等，均可使精子畸形率增加。

三、临床表现

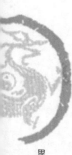

畸形精子症可伴有腰膝酸软，头晕耳鸣，阴囊潮湿，或睾丸坠胀疼痛等。要详细询问病史，如有无接触放射性物质，有无腮腺炎病史等；要检查了解有无精索静脉曲张，有无隐睾、睾丸炎或附睾炎、前列腺炎等。

四、诊断与鉴别诊断

（一）诊断要点

1. 中医诊断要点

（1）阴虚火旺证　婚后不育，正常形态精子数小于 4%，精子浓度低，性欲亢奋，阳事易兴，交则早泄，五心烦热，盗汗遗精，腰膝酸软，眩晕耳鸣，失眠多梦，大便秘结，小便黄赤。舌质红，苔少，脉细数。

（2）肾阳不足证　正常形态精子数小于 4%，精液清稀量少，性欲降低，或见阳

男性不育症的中西医结合诊疗

痿、早泄，腰膝酸软，畏寒肢冷，精神萎靡，面色㿠白，小便清长，夜尿频多，大便溏薄。舌质淡胖，脉沉细无力。

（3）湿热下注证　婚后不育，正常形态精子数小于4%，可见一定数量的白细胞、脓细胞，精液量少而稠，多见色黄或赤，阴囊潮热，囊汗腥臭，小便黄浊。舌红，苔黄腻，脉弦滑或滑数。

2. 西医诊断要点

为了满足人类精液检测标准化的需求，WHO 出台了《人类精液检查与处理实验室手册》并不断更新，现已更新至第 5 版，为世界各地的医务工作者提供最权威的正常精子形态参考范围。且随着诊断技术的不断提高，诊断标准越来越严格，正常精子形态的参考范围逐渐降低。目前实验室一般采用第 5 版的标准，即经过染色处理后，在 100 倍油镜亮视野观察到正常精子形态比例应大于或等于 4%，低于这个结果则诊断为畸形精子症。

（二）鉴别诊断

少精子症：是指精液中的精子数目低于正常，具有生育能力的一种男性疾病。WHO 规定男性的精子每毫升应不低于 1500 万，如果低于 1500 万就归为少精子症。而畸形精子症是指精子正常形态率小于 4%。两者可鉴别。

五、治疗

（一）中医治疗

1. 治疗原则

本病临床以肾虚最为多见，要抓住主证，主张综合治疗，注意调护，辨证论治，分清主次，权衡用药。

2. 辨证施治

（1）阴虚火旺证

证候：头晕耳鸣，面色潮红，五心烦热，盗汗遗精，腰膝酸软，阳事易兴、交则早泄，眩晕耳鸣，失眠多梦，大便秘结，小便黄赤。舌质红，苔少，脉细数。

治法：滋补肾阴，清泻相火。

方药：知柏地黄丸合五子衍宗丸加减。组成：炒黄柏、炒知母、炒牡丹皮、熟地黄、山茱萸、茯苓、山药、枸杞子、菟丝子、五味子、覆盆子、车前子、甘草。

中成药：左归丸、大补阴丸等。

（2）肾阳不足证

证候：精神萎靡，面色苍白，腰膝酸软，畏寒肢冷，小便清长、夜尿频多，大便溏薄，性欲降低，或见阳痿、早泄。舌质淡胖，脉沉细无力。

治法：温补肾阳。

方药：赞育丸加减。组成：巴戟天、仙茅、淫羊藿、肉苁蓉、韭菜子、附子、肉桂、杜仲、熟地黄、当归、枸杞子、山茱萸、白术。精液清冷，小腹冷痛者，加乌药、炮姜；腰膝酸软无力者加独活、桑寄生。

中成药：金匮肾气丸、五子衍宗丸、右归丸等。

（3）湿热下注证

证候：口苦乏味，小便黄浊，精液量少而稠、多见色黄或赤，阴囊潮热，囊汗腥臭。舌质红，苔黄腻，脉弦滑或滑数。

治法：清热利湿。

方药：程氏萆薢分清饮加减。组成：萆薢、石菖蒲、乌药、黄芩、柴胡、车前子、滑石、泽泻、甘草。

中成药：导赤散等。

3. 名医经验

徐福松教授"辨证辨病八法"：徐老根据多年以来的临床辨证经验，提出"先天生后天""后天养先天"的治疗方针，以补肾益精为根本治疗大法。在多种精液异常夹杂的情况下认清主要矛盾与次要矛盾，以求最佳的治疗效果。根据辨证为主、辨病为辅的治疗原则，确立治疗方法，分别为补肾填精法、滋阴降火法、脾肾双补法、清热利湿法、豁痰祛瘀法、疏肝通络法、酸甘生津法及肺肾同治法。

王琦教授"肾虚夹湿热瘀毒虫"：根据《黄帝内经》"肾藏精、主生殖"的理论，其认为各类外感内伤、情志失调等病因，都能影响肾主生殖功能，故以"肾虚"为首。"湿热"，偏嗜肥甘厚腻，酿湿生热；嗜酒、过饱、过食肥甘厚味及不洁的饮食，无规律的饮食均易伤及脾胃，引起食滞、湿阻、气滞等，而食滞、湿阻、气滞日久均可化热。此外还包括泌尿生殖系统的感染。"瘀"为泌尿生殖系统各种慢性病变，因虚致瘀，如精索静脉曲张等。"毒"指身体遭受各种损害健康的光照、辐射及各种有毒有害的化学物质的暴露。"虫"指与生殖相关的病原微生物，如支原体、衣原体、人乳头瘤病毒（HPV）等。治疗方面多以补肾填精、活血化瘀、清热利湿、解毒、杀虫着手治疗。

4. 单方、验方

（1）三肾丸　每次 6g，每日 3 次。

（2）滋阴百补丸　每次 6g，每日 3 次。

（3）河车大造丸　每次 6g，每日 3 次。

5. 外治法

耳穴：常用穴位有肝、脾、肾、前列腺、外生殖器、膀胱、三焦、神门、交感等，常用王不留行子按压穴位，每次 2～4 穴，每 3 天 1 次，疗程 3 个月。

6. 针灸治疗

（1）肾精亏虚证　取太冲、侠溪、肾俞、京门。补法或者平补平泻，留针 30 分钟，隔日 1 次。

（2）肾阳不足证　取肾俞、命门、三阴交、关元。补法，留针 30 分钟，隔日 1 次。

（二）中西医结合治疗

若诊断为畸形精子症，中医以辨证论治为主，配合左卡尼丁、维生素 E、维生素 C 等抗氧化剂联合使用；若精子活力低下者可以采用生精 2 号方（上海市第七人民医院男科孙建明经验方）加淫羊藿、杜仲、巴戟天等中药联合西医 HCG 肌内注射治疗；若精浆生化异常者，则在中医辨证论治的基础上补充锌剂、硒剂。

六、中医古籍治法精选

"不育"两字，首见于《周易·渐卦》，云："九三，鸿渐于陆。夫征不复，妇孕不育，凶。利御寇。"

《诸病源候论》云："丈夫无子者，其精清如水，冷如冰铁，皆为无子之候。"

《备急千金要方》云："凡人无子，当为夫妻俱有五劳七伤，虚羸百病所致，故有绝嗣之患。"

《景岳全书·子嗣类》云："种子之方，本无定规，因人而药，各有所宜。故凡寒者宜温，热者宜凉，滑者宜涩，虚者宜补，去其所偏，则阴阳和而生化着矣。"

七、验案举隅

徐福松医案，以补肾填精、健脾助运论治不育症。

史某，男，29 岁，结婚 2 年，未避孕，1 年未育。自觉射精不畅快，精液量少，每次 1mL 左右，精液常规检查示正常精子形态 1.5%。平时神疲乏力，形体稍胖，胸闷气短，面色淡白，时有大便溏薄。舌质淡，苔白，脉细弱。足见气血不足之症。

方药：太子参 15g，茯苓 10g，白术 12g，甘草 6g，薏苡仁 15g，当归 12g，熟地黄 10g，白芍 9g，川芎 6g，黄芪 12g，肉桂 3g，煨木香 10g，炮姜 2g。25 剂后症状大减。前方继续服用，同时加用聚精丸。连服 4 个月复查精液常规，一切正常。

按语：患者以不育症就诊，其病机为气血不足，治以健其运化、补气生血为主，佐以补肾填精。

八、疗效判定

（一）疾病疗效判定

疗效标准细则：疗效标准具体参照 WHO《人类精液检查与处理实验室手册》（第5 版），其主要指标为精子畸形率。
（1）痊愈　女方受孕且正常形态精子比例大于 4%。
（2）显效　女方未受孕，但正常形态精子比例大于 4%。
（3）有效　经治疗后，正常形态精子比例较前升高，但未达到 4%。
（4）无效　治疗前后正常形态精子比例无变化。

（二）中医证候疗效判定

（1）临床痊愈　中医临床症状、体征消失或基本消失，证候积分减少大于或等于 95%。
（2）显效　中医临床症状、体征明显改善，证候积分减少大于或等于 60%。
（3）有效　中医临床症状、体征均有好转，证候积分减少大于或等于 30%。
（4）无效　中医临床症状、体征均无明显改善，甚或加重，证候积分减少不足 30%。

九、预防与调护

（1）生活规律，保持充足睡眠，适当运动，不穿紧身裤，不洗桑拿，不泡澡堂。
（2）保持心态乐观，避免精神紧张，喜怒无常或抑郁。
（3）饮食平衡、多样化，宜多食卷心菜、菠菜、马铃薯、胡萝卜、番薯、豆类、紫菜、海带、瘦肉、鲜鱼、虾、鸡蛋、牡蛎、牛奶、水果、坚果等。
（4）戒烟戒酒，咖啡亦不宜多饮。
（5）夫妻共同治疗，完善相关检查后再治疗。
（6）性生活频率，每周 2～3 次，不建议采取排卵期性生活，顺其自然。
（7）治疗周期为 3 个月，因治疗周期长，需要夫妻双方坚持治疗，不能急于求成。
（8）禁忌服用不正规保健品。

十、临证提要

（一）尽量明确原因，中药治疗的同时进行病因治疗

本类患者的治疗关键在于明确原因，使治疗有的放矢。本病存在诸多不明原因，

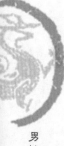

男性不育症的中西医结合诊疗

而中医治疗又以整体辨证论治为主，因此尽量明确病因，有助于提高临床治疗的疗效。

（二）本病治疗不能急于求成，以缓图之

本病的常见病因以先天性为主，在治疗方面尚缺少行之有效的方式方法，导致在治疗时间上较为漫长。因此，需告知患者缓缓图之，增强耐心，以期达到满意疗效。

十一、难点分析

对于畸形精子不育症来说，精子形态异常的分类有很多，引起精子形态异常的原因也有很多，如生殖道感染、损伤、内分泌因素、遗传因素和理化因素等。随着现代医学的进步，医学家们对精子形态异常研究的进一步加深，越来越多的原因被发现，为治疗男性不育症提供了坚实的理论基础。因此通过现代科学技术查明病因至关重要。而对于特发性畸形精子症而言，西医并没有太好的治疗方法，而中医学在治疗特发性畸形精子不育症方面有独特疗效，能明显提高患者正常形态精子比例，提高男性生育力，但相关临床研究报道及经验总结较少，因此应在此方面进行更深入的研究。

第四节　死　精　子　症

一、概念

死精子症至今尚无明确定义，一般是指精子存活率降低或全部死亡。有报道称它的发病率为 0.2%～0.48%，亦有报道称死精子症患者占诊治的男性不育症患者总数的 1/5000。死精子症需要与弱精子症区别，不动精子并不意味着一定死亡。换言之，坏死精子一定不动，而不动精子并不一定是坏死精子。本病可属于中医学"精寒""精清"等范畴。

二、病因病机

（一）病因

1. 中医病因

（1）先天禀赋不足，或早婚房事过度，或手淫过频损伤肾气，导致肾气衰弱，命门火衰，下焦阳气不足，精室失于温煦，影响精子生存。也可因素体阴血不足，或纵欲过度，耗伤阴精，或嗜食温燥劫阴之品，或热病伤津，耗伤肾阴，肾阴不足，则阴

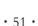

虚火旺，煎熬精液，灼伤精子，致死精子增多。

（2）其他，如情志不遂，或所欲未遂，七情所伤，或肝气郁结，肝失疏泄条达，气机运行不畅，气化失司而致本病。或素体肥胖，脾虚不运，痰浊内生，水津不布。或外湿外伤，凝聚生痰，阻滞下窍，影响精子存活。

2. 西医病因

本病病因比较复杂，较为明确的影响因素如下所述。

（1）精道梗阻、禁欲时间过长等引起的精子死亡　属于生理性死亡。其中精道梗阻分为机械性精道梗阻与动力性精道梗阻。精道梗阻时附睾微环境能造成精子变性、死亡和精子活动率低下，使精子胞质小滴和溶酶体酶进一步损害精子。

（2）精道感染与炎症　一般认为死精子症可能与附属性腺炎症及附睾炎症有关，局部微环境的不利，可损伤精子，引起精子的死亡。

（3）精索静脉曲张　由于曲张静脉的血液滞留，局部温度升高，微循环障碍，营养供应缺乏和氧分压降低，能量生成不足和内分泌功能障碍等因素，影响精子生成和精子活力，导致精子死亡。

（4）其他因素　如染色体异常、电磁辐射、不良外环境、吸烟、饮酒及口服某些药物，也可能导致精子坏死。

（二）病机

1. 中医病因病机

本病病位主要在肾，涉及肝、脾二脏。病机以肾虚证为主，也可见虚实夹杂，如肾虚常夹杂湿热，气滞肝郁常夹杂阴血不足。治疗以滋阴、补肾、利湿、疏肝为法，辨明寒热虚实。

2. 西医发病机制

本病具体发病机制尚不明确，目前国内、外所研究的发病机制主要集中在以下几个方面。

（1）成熟精子凋亡　附睾、输精管、精囊和前列腺等生殖道或生殖腺体的急、慢性炎症，都可能诱导成熟精子凋亡。

（2）自由基损伤　活性氧由白细胞和精子共同产生并释放出来，生理水平的活性氧对维持精子正常功能起到重要作用，但活性氧含量异常升高，可能导致精子膜过氧化、核 DNA 片段化、蛋白变性等严重后果，对精子存活造成巨大威胁。

（3）血-睾屏障破坏　血-睾屏障能有效阻止大分子（如精子抗原物质）漏出附睾腔外和阻止血清蛋白等漏入附睾腔内，以免发生自身免疫反应。当血-睾屏障遭到破坏，会引起抗精子自身抗体产生，精子抗体与精子相互作用激活补体系统，进而通过细胞毒性作用杀伤精子。

（4）其他因素　与精子运动有关的酶缺乏或酶的活性降低，维生素缺乏，从事高温放射职业或接触化学毒物等因素，都可能引起精子活力下降甚至精子死亡。

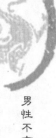

三、临床表现

本病临床表现各异，有的毫无症状，有的伴有前列腺炎、附睾炎、精囊炎、精索静脉曲张和性功能障碍等症状；或表现为尿频、尿痛、尿不尽，会阴、阴囊、少腹、腰骶部一个或多个部位的疼痛或不适，或血精，或阳痿、早泄等症状。

四、诊断与鉴别诊断

（一）诊断要点

1. 中医诊断要点

大多数死精子症患者无明显症状，往往通过实验室检查和体征发现。中医认为肾虚是死精子症的主要病机之一，可见腰膝酸软或酸痛、头晕、健忘等肾虚症状，也可见痰浊内生和肝气郁结等症状。

2. 西医诊断要点

（1）病史 大多数死精子症患者常无明显症状，部分患者伴有睾丸炎、附睾炎、前列腺炎或精囊炎等疾病。有些患者无临床症状，应追问患者所处的工作和生活环境，有些患者处在明显有毒有害的外环境中。

（2）实验室检查 诊断的主要依据是精液检查。多次精液检查，排出的精子死亡数量过多，甚至全部死亡。正常情况下，排精 1 小时后死亡精子在 40% 以上，是诊断坏死精子过多的重要依据。死精子症最易与精子活动力低下症、不动精子症相混淆，一般要确定诊断，常用伊红染色或 TP 染色技术来确定精子的死活，也可行精子透射电镜检查，观察精子鞭毛的微细结构。

（二）鉴别诊断

假性死精子症：是指因检查方法不当或不按正常规定检查而造成的死精子症。

五、治疗

（一）中医辨证论治

1. 肝郁气滞证

证候：胁肋胀痛或胀满，胸闷喜太息，情志抑郁易怒，嗳气。舌质淡红，苔薄白，脉弦。

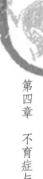

治法：疏肝解郁。

方药：柴胡疏肝散加减。组成：柴胡、白芍、陈皮、川芎、香附、枳壳、甘草。气滞血瘀者加桃仁、红花、牛膝；睾丸坠痛者加荔枝核、橘核；气郁化火者加牡丹皮、生地黄、黄柏。

中成药：逍遥丸、柴胡疏肝丸。

2. 肾精不足证

证候：腰膝酸软，神疲乏力，头晕目眩，性欲低下，射精无力，阳痿，早泄，夜尿频数。舌质淡，苔薄白，脉细无力。

治法：补肾填精。

方药：二至丸加减。组成：女贞子、墨旱莲、桑椹。血瘀者加当归、川芎、赤芍；脾虚便溏者加木香、人参、炒白术；劳伤心脾见心悸健忘、失眠多梦者加当归、远志、茯苓、酸枣仁；遗精、滑精者加芡实、沙苑子。

中成药：右归丸、全鹿丸。

3. 肝肾阴虚证

证候：午后潮热，五心烦热，口干不欲饮，头晕，耳鸣，腰膝酸软，体倦乏力，遗精，早泄。舌质红，少苔，脉细数或弦细。

治法：滋补肝肾。

方药：一贯煎加减。组成：生地黄、北沙参、麦冬、当归、枸杞子、川楝子。午后虚热、多汗者加银柴胡、地骨皮；胁胀痛甚者加白芍、郁金；肝郁乘脾见神倦食少者加砂仁、茯苓；大便秘结者加瓜蒌实。

中成药：左归丸、杞菊地黄丸。

4. 脾胃亏虚，痰湿内盛证

证候：肢体困倦，胸脘痞闷，痰多色白，头晕身重，体态虚胖，四肢无力，食欲不振，呕吐。舌质淡或淡红，苔白，脉濡或细濡。

治法：健脾和胃，祛痰化湿。

方药：二陈汤加减。组成：法半夏、陈皮、茯苓、生姜、乌梅、甘草。痰湿甚而食少者加炒苍术、莱菔子、厚朴；干呕泛酸者加竹茹。

中成药：二陈丸、半贝丸。

（二）西医治疗

1. 改变生活方式

远离或摆脱明显有毒的工作生活环境，养成健康生活方式，戒烟酒，均衡饮食，避免不洁性生活，预防男性生殖道感染，远离放射线及高温环境。

2. 药物治疗

抗感染治疗，抗氧化治疗，促进精子新陈代谢的能量合剂，补充精子生成发育起关键作用的微量元素。

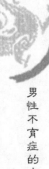
男性不育症的中西医结合诊疗

3. 手术治疗

伴有精索静脉曲张、输精管梗阻及生殖器畸形等症状者，可通过微创手术治疗，从而改善精子生成环境或解除精道梗阻等，提高精子存活率。

4. 辅助生殖技术

有报道显示，在采用不动精子行卵胞质内单精子注射（ICSI）时，受精率极低或根本不受精。因此，发现活性精子是行 ICSI 的成功关键。低渗膨胀试验可用于挑选有活性的精子。最近也有学者应用激光照射精子尾部，用于选择有活性但不动精子，并取得了与低渗膨胀试验相似的结果。

六、预防与调护

保持会阴部清洁卫生，避免不洁性行为，避免禁欲和纵欲。积极治疗原发病灶，在坚持治疗用药的同时，应对男女双方的生育力进行综合评价。生活有规律，避免劳累，保持心情舒畅，避免放射性物质对睾丸的损伤。调节饮食，多食龟、鳖、鳝鱼等血肉有情之品，忌烟酒辛辣刺激性食物，注意营养，讲究卫生。禁止在 43℃以上的热水中坐浴，不穿紧身裤，防止睾丸损伤。遵守医嘱，合理用药，避免间断用药。

七、临证提要

（1）本病病因尚无定论，在治疗方面尚缺少行之有效的方式方法，导致在治疗时间上较为漫长。因此，需告知患者缓缓图之，增强耐心，以期达到满意疗效。

（2）死精子症临床既可以出现单个证型，也可以有复合证型存在，而且往往复合证型多于单个证型。因此，在临证时需要分清矛盾的主次，做到有的放矢。

八、难点分析

由于本病发生的病因较为复杂，使得诊治本病的难度加大。近年来，有学者运用聚类分析的方法研究其病因，发现附睾功能异常和生殖道的感染有可能是死精子症的主要发病原因。也有学者通过对少精子症、弱精子症及死精子症患者的精子 DNA 完整率和精子形态的关系进行探讨，发现少精子症、弱精子症及死精子症患者的精子形态和DNA完整性均明显受损，其提示精子的形态异常与精子DNA损伤存在一定关系。防治本病，可从降低精子畸形率入手。

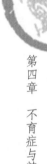

第五节　无精子症

一、概念

　　3 次或 3 次以上精液离心后高倍镜检未发现精子，同时排除不射精和逆行射精等即可诊断为无精子症。中医文献中没有关于无精子症的相关记载。本病属于中医的"绝孕""无子""难嗣""虚劳""精冷无子"等范畴。

二、病因病机

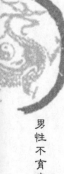

（一）中医病因病机

　　1. 病因

　　《素问·上古天真论》曰："天癸竭，精少，肾脏衰……而无子尔。"汉代张仲景在《金匮要略》中提出："男子脉浮弱而涩，为无子，精气清冷。"隋代巢元方在《诸病源候论》中云："丈夫无子者，其精清如水，冷如冰铁，皆为无子之候""泄精，精不射出，但聚于阴头，亦无子"。

　　2. 病机

　　本病病机主要以虚证为主，常见于肾精不足，肝肾亏虚，脾胃虚弱，精血不足等证。亦可见实证，可见于精道瘀阻，精虫难出等。

　　（1）肾精亏虚　先天禀赋不足，肾精匮乏，或因房劳过度，手淫频繁，肾精受损，肾精不足，故生育障碍。

　　（2）湿热扰精　平素嗜食烟酒或过食肥甘、辛辣之品，脾胃受损，脾失健运，内生湿热，或因房事不洁，外感湿热邪毒，下注精室，精室不安，生精不能。

　　（3）精道瘀阻　肝郁气滞，疏泄不利，气滞血瘀，瘀积精道，或禀赋乖异，精道不通，或因跌仆外伤，或因同房用力不当，导致瘀血内生，阻滞精道。

（二）西医病因病机

　　西医认为无精子症是由多种病因引起的一种病证。

　　1. 以精确诊断为目标的分类

　　（1）梗阻性无精子症（obstructive azoospermia，OA）　其临床表现为睾丸有正常生精功能，由于双侧输精管道梗阻，导致精液或射精后的尿液中未见精子或生精细胞。

（2）非梗阻性无精子症（non-obstructive azoospermia，NOA）　是排除了梗阻因素的一类睾丸生精功能障碍性疾病，包括各种下丘脑-垂体疾病所致的生精功能改变，以及不同病因所致的原发性生精功能衰竭。

（3）混合型无精子症（combined azoospermia，CA）　可能同时存在睾丸生精功能障碍及部分输精管道梗阻。

2. 导致阻塞性无精子症的原因

（1）先天性畸形　如附睾头的位置异常而使附睾体、尾明显萎缩，附睾管完全闭锁，输精管畸形及输精管不发育或缺失。

（2）感染　结核和其他细菌感染也可引起附睾及输精管内的阻塞。

（3）囊肿　附睾囊肿压迫附睾管而引起梗阻。

（4）手术损伤　如隐睾修补手术不当，损伤输精管或附睾引起输精管道的梗阻。

3. 导致精子生成障碍的因素

（1）遗传性疾病，如克兰费尔特综合征等。

（2）先天性睾丸异常，如先天性无睾症、双侧隐睾和睾丸先天性发育不全等。

（3）睾丸本身的病变，如睾丸外伤、腮腺炎后睾丸炎。

（4）内分泌疾病，如垂体功能亢进症或低下症、垂体肿瘤、甲状腺功能亢进症或低下症等。

（5）辐射损伤、高温。

（6）严重的全身性疾病和营养不良。

（7）抗肿瘤药。

（8）严重的精索静脉曲张。

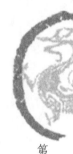

三、临床表现

本病大部分患者除了实验室检查诊断明确后并无任何不适主诉，只有少许患者在问诊时自感乏力、耳鸣、腰痛、性功能下降。也发现许多患者在明确诊断后心理负担增加而出现诸多不适主诉。

四、诊断与鉴别诊断

（一）诊断要点

1. 中医辨证要点

（1）辨虚实　先天不足，天癸不充，肝肾不足，肾精亏虚，腰酸耳鸣，神疲乏力，气血不足属虚；肝郁气滞，胸胁胀痛，少腹坠胀，湿热、瘀血阻滞精道属实。

（2）辨病位　肾气不足，腰膝酸软，耳鸣头晕，房事劳伤，命门火衰者，病位在肾；情志抑郁、恼怒所伤者，病位在肝；气血虚弱，神疲困倦者，病位在脾、肾。

（3）辨病因　病因有先天不足、后天劳损、气滞、瘀血、湿热等。

2. 西医诊断要点

根据病史和临床表现，并结合精液分析、B超检查及睾丸活检等辅助检查可明确诊断。

（二）鉴别诊断

（1）无精症与无精子症鉴别　无精症是指既无精子也无精液的病证。无精子症是有精液而无精子的病证。

（2）真性无精子症与假性无精子症的鉴别　真性无精子症是睾丸生精细胞萎缩、退化，不能产生精子；假性无精子症是睾丸能产生精子，但输精管阻塞，精子不能排出。精浆生化的检测。血清抑制素B、精液生精细胞的检测及睾丸穿刺活检都可鉴别真性无精子症与假性无精子症。

五、治疗

（一）中医治疗

1. 治疗原则

本病的基本病理变化多为肝郁气结、肾精不足、气血虚弱、湿热瘀滞精道，治疗应把握疏肝解郁、健脾补肾、清利湿热、活血化瘀、疏通精道的原则。

2. 辨证施治

（1）肾精亏虚证

证候：婚后不育，精液中无精子，睾丸大小正常或偏小而质地较软，性欲低下，或伴有阳痿早泄，胡须、阴毛稀疏，头晕耳鸣，腰膝酸软。舌质淡，苔薄白，脉沉细。

治法：滋肝补肾，壮肾填精。

方药：生精2号方（上海市第七人民医院男科孙建明经验方）。组成：熟地黄、黄芪、太子参、续断、杜仲、沙苑子、仙茅、巴戟天。房事淡漠者加蜂房、巴戟天、淫羊藿；腰膝酸软、五心烦热者加天花粉、川贝母。

中成药：龟龄集。

（2）湿热下注证

证候：不育，无精子，或尿频、尿急，尿黄涩痛，或会阴、少腹胀痛不适，阴部湿痒，肢体困倦乏力，大便不调，口干苦，胸胁胀痛。舌质红，苔黄厚，脉滑数或弦滑。

治法：清利湿热，疏通精道。

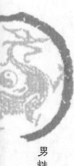

男性不育症的中西医结合诊疗

方药：龙胆泻肝汤加减。组成：龙胆草、柴胡、栀子、黄柏、知母、车前子、蒲公英、红藤、败酱草、当归、丹参、薏苡仁、牛膝。纳呆少食者加焦山楂、焦神曲、砂仁；尿频、尿急、尿痛者加萆薢、玉米须。

中成药：龙胆泻肝丸。

（3）瘀血阻络证

证候：婚后不育，无精子，少腹、会阴刺痛，甚或剧痛，射精疼痛，或睾丸、附睾肿痛，精索增粗，有结节，质地硬，如蚯蚓成团。舌质暗，有瘀斑瘀点，脉涩。

治法：活血通精。

方药：桃红四物汤加味。组成：桃仁、红花、当归、川芎、赤芍、白芍、延胡索、蒲黄、五灵脂、牛膝、柴胡、荔枝核、生牡蛎、青皮。附睾结节、睾丸肿痛者加三棱、莪术；尿血、血精者加路路通、乳香。

中成药：大黄䗪虫丸。

3. 名医经验（孙建明治疗无精子症经验）

肾虚血瘀：肾为先天之本，肾藏精，肾主生殖，是人类生育繁衍的根本。肾气或肾精不足，气化不足，化生无力，天癸衰减，其表现为发育迟缓、早衰，致使精虫生化乏源，男子精冷不育。

古代医家有"精瘀窍道"之说。"冲任之瘀"，冲任二脉为运行气血、通调天癸之道，男性精路不通、脉络瘀阻常与冲任之瘀有关。上海市第七人民医院男科孙建明教授认为肾虚、血瘀相互为病。"气为血之帅"，肾气亏虚，对血液推动作用不足；肾阳不足，不能温煦血液，阴寒内生，寒凝血滞，瘀血则生；肾阴亏损，阴虚火热，灼烧阴液，瘀滞经脉；肾精不足，精亏血少，血行不利而致瘀。此外，脉络瘀阻，脾胃化生的水谷精微失于输布，肾精不充，亦致肾虚，互为因果。孙建明教授治疗无精子症，从病因病机着手，以补肾活血祛瘀为根本治疗大法，并根据临床经验加减，拟定了经验方生精2号方，其具有补肾活血、通络祛瘀的功效。

4. 单方、验方

（1）紫河车焙干研粉，每日2次，每次10g，水冲服。

（2）黄鱼鳔胶20g，沙苑子20g，当归20g，枸杞子15g，大枣20g，每日1剂，水煎服。

5. 外治法

（1）针灸疗法

1）关元、中极、足三里、三阴交、蠡沟。

2）命门、肾俞、次髎、神门、太溪。

两组穴位隔日交替使用，20次为1个疗程。采用补法，留针30分钟。刺关元、中极，针尖斜向下刺，使针感放射至阴茎或会阴部；针刺次髎，使针感达会阴部效果为佳；或轻刺重灸，针刺后加灸关元、肾俞、命门、足三里，使局部皮肤充血潮红为度。

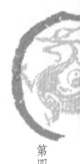

（2）推拿疗法

1）睡前或清晨，轻揉少腹两侧及睾丸，每次 5 分钟。

2）按摩会阴、急脉，各 50～100 次。

3）按揉关元、气海、三阴交、膈俞、肝俞、脾俞、肾俞、八髎等穴，每次 5 分钟。

（3）灌肠法

1）药物：制附子、沉香、阳起石、韭菜子、女贞子、红花、淫羊藿、菟丝子、覆盆子、金银花、何首乌、雄蚕蛾、蒲公英。

2）治法：将上述药加水适量，煎煮 30～40 分钟，去渣取汁。每晚睡前灌药 100～150mL。

6．其他特色疗法

（1）耳针疗法　取外生殖器、睾丸、内分泌、皮质下、神门。用耳穴压豆法，即用王不留行子贴于 0.5cm×0.5cm 胶布上，然后贴于耳穴，每周 1 次。每天嘱患者自行按压 2～3 次。

（2）针挑疗法　取膀胱经、督脉循行于腰骶部的穴位。在穴位局部行麻醉后，用粗针刺入穴位，刺挑纤维组织，后用消毒棉敷盖，每周 2 次，每次 2 个穴位。

（二）中西医结合治疗

（1）无精子症患者睾丸体积明显缩小的同时，还存在男性乳房发育，性欲、性功能减退，男性第二性征不发育等问题。睾丸病理改变已呈不可逆性，治疗的目的已不能逆转睾丸的生精功能，可采用在中药治疗的基础上加雄激素制剂替代治疗。中药治疗主要以补肾填精为主，如二至丸、金匮肾气丸等，旨在改善性欲，刺激男性第二性征发育。对 FSH、LH 正常或偏低，而同时有血清睾酮偏低及精子检查异常不育的患者主要采取促性腺激素治疗。

（2）由输精管道水肿引起的阻塞性无精子症，可应用中药结合抗生素、糖皮质激素治疗，中药以清热解毒消肿为主要治疗方案，也可配合针刺、艾灸治疗。

（3）对无精子症患者实施 ICSI 的前提是在中医中药治疗精子质量有提高后。

六、中医相关古籍精选

"不育"之词最早见于《周易》，云"妇孕不育"，但此处所指为女性受孕后胎儿不能正常发育而流产，而非男性不育症。至《黄帝内经》开始，不育症被称为"无子"。如《黄帝内经》载有男子"七八精少，八八天癸绝而无子"。《神农本草经》称不育症为"无子""绝育"，有相应的药物治疗。东汉末年张仲景的《金匮要略》认为"精气清冷"可患无子。南齐褚澄的《褚氏遗书》内设"问子"一节专门论述不育症。《诸病源候论》论述了无子病因为虚劳精少、精清如水而冷、精不射出等。关于男子不育

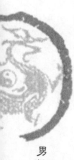

症的病因，唐代孙思邈的《备急千金要方》卷二第一篇就是"求子"，除论述了无子之外，还提出了两个治疗不育症最早的处方：七子散和庆云散。明代有许多生育专书，对不育症的治法方药记载内容十分丰富，最著名的有万全的《广嗣纪要》、岳甫嘉的《妙一斋医学正印种子编·男科》。

七、验案举隅

崔某，28岁，结婚3年不育，夫妇同居，性生活正常，未避孕，女方经过多次妇科检查无异常。男方经过多次精液常规检查，属"无精子"不育症。症见头晕目眩，耳鸣，经常怕冷，失眠多梦，自汗盗汗，腰酸腿软无力，性欲低下，时有阳痿早泄，遗精，消瘦，精液清稀量少，舌质淡胖，苔白，脉沉细无力。辨为肾阴阳俱虚，治用附子、肉桂、鹿角胶、龟板胶、紫河车、女贞子、墨旱莲、韭菜子煎水送服生精丸，每日早饭前、晚饭后各服1次，每次5丸。治疗10个月，女方怀孕，并足月生一男婴。

八、疗效判定

（一）疾病疗效判定

精液检查是否有精子，若有精子则表明治疗取得疗效。若仍无精子，可进一步检查以鉴别是睾丸的病变还是输精通道的病变。考虑为输精管或附睾梗阻，应做精液果糖定性分析，根据精液果糖的定性分析结果来确定梗阻部位。考虑为睾丸病变，应先进行内分泌激素测定，主要是FSH、催乳素（PRL）和睾酮，以判断受损害的程度。然后再考虑是否做睾丸活检。

（二）中医证候疗效判定

精液中出现精子，性功能转佳。气血通畅，饮食尚可，脾胃运化功能正常，未见少腹会阴胀痛、阴囊湿痒、睾丸胀痛、尿频尿赤、精索增粗等异常病症。舌质淡红，苔薄白，脉滑。

（三）主要检测指标的疗效评价

睾丸活检术被认为是评价无精子症患者睾丸精子发生状态的金指标，但睾丸活检术属于有创性检查，临床上也在不断探索损害轻微的检查方法，以反映无精子症患者睾丸的精子发生状态。在对无精子症患者病史、症状、体征和相关检查综合分析的基础上，重点考虑FSH和睾丸体积两个因素，有助于为患者的下一步诊治提供更好的决策。

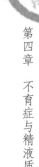

九、预防与调护

（1）饮食有节，不宜多食辛辣厚味，戒烟酒。进食高蛋白食物，尤以血肉有形之品为佳。

（2）做好夫妻双方思想工作，谨遵医嘱服药。

（3）必要时在夫妻双方同意下，采取辅助生殖技术等方法。

十、临证提要

血清抑制素B（INH-B）水平与精子发生密切相关。在男性生殖内分泌调节过程中血清 INH-B 是一个重要角色，它在鉴别梗阻性无精子症与无梗阻性无精子症及在无梗阻性无精子症患者睾丸切开取精及睾丸 Micro-TESE 能否成功的预判方面是一个较好的临床测定指标；与血清 FSH 相比，INH-B 具有更高的诊断价值，是一个具有较高灵敏度和特异性的指标。尤其是对于无梗阻性无精子症患者，血清 INH-B 水平要比 FSH 水平更加直接地反映睾丸的生精功能，比现有其他的检测指标具有更好的临床应用前景。

十一、难点分析

无精子症是男性不育症中最严重的一种，在男性不育症门诊中并不少见，发病率占不育症患者的 10%。无精子症病因复杂，分真、假两种。真性无精子症是指睾丸生精细胞萎缩退化，不能产生精子；假性无精子症是指睾丸能生成精子，但因输精管道阻塞不能排出体外，故检查不出精子，也不能使女方受孕，故又称阻塞性无精子症。睾丸活检不仅对生精功能有相对准确的评价，而且对了解不育症的病因也有重要价值。

第六节　隐匿精子症

一、概念

隐匿精子症是指精液常规检查未发现精子，在精液离心后可发现少量精子（精子

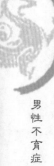

浓度小于 $1×10^6/mL$），是少精子症中最严重的一种。在中医文献中没有隐匿精子症的相关记载。本病属于中医的"精少""精清""精薄"等范畴。多因先天禀赋不足；或房劳太过，损伤肾精；或大病久病，气血两亏，肾精化源匮乏，最终导致肾精不足而成本病。

二、病因病机

（一）中医病因病机

1. 病因

（1）禀赋不足，劳伤久病　先天不足或青春期手淫、早婚或恣情纵欲，房劳过度，造成发育异常。

（2）饮食不节　过食醇酒厚味，脾胃运化失常，聚湿生热，湿热下注肝肾，经络阻滞，精室失荣。

（3）外邪侵袭　睾丸外伤或久居湿地，湿热外侵，致使睾丸发育生长受影响。

2. 病机

本病以虚证为主，多见脾肾亏虚、精血不足；亦可见于实证，主要见于肝经湿热、气滞血瘀。

（1）肾精亏虚　先天禀赋不足，肾精不足，以致天癸化生乏源，或后天房事不节，手淫频繁，肾精耗损过度，精室不得充盛，故无精子。

（2）气血两亏　因饮食不节或大病久病导致脾胃运化功能受损，气血生化乏源，先天之精失于充养，则精液化生不足。

（3）脾肾阳虚　先天禀赋不足，久病未愈，脾肾受损，或纵欲过度，下元亏损，命门火衰，元阳不能温煦周身，湿热下注，湿阻阳气，可致脾肾阳虚。

（4）气滞血瘀　肝病疏泄失职，气滞血瘀，心气不能推动血脉，肺气治节失司，则血行瘀滞。久病入络，精室失养或跌扑外伤，瘀血阻滞经络，精道不通导致精少不育。

（5）湿热下注　嗜食肥甘厚腻，脾不健运，内生湿热，或久居湿地，或湿热外侵，蕴结肝经，下注宗筋，滋扰精室，致使精液化生失常。

（二）西医病因病机

（1）染色体核型异常或基因异常，如克兰费尔特综合征、Y 染色体上的 AZF 缺失异常，引起生精功能障碍。

（2）内分泌异常（低促性腺激素性性腺功能减退症、卡尔曼综合征）。

（3）隐睾、生殖系统炎症（睾丸炎、附睾炎、精囊炎）、腮腺炎、重度精索静脉曲张。

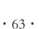

（4）肿瘤放化疗术后、服用抑制生精功能的药物、不良生活习惯（长期上夜班、熬夜、吸烟、酗酒和吸毒）和有害工作环境（高温、高辐射、接触有毒化学品）等。

三、临床表现

本病以不育为主诉，部分患者可不伴随其他临床症状。有的患者伴有疲乏无力，头晕耳鸣，健忘，腰痛；有的患者伴有精液稀薄量少，畏寒食少，阴茎勃起不坚，早泄；有的患者面色少华，纳差，困倦，形体消瘦；或子隐手术较晚，肾子发育不良、萎缩、肿胀，或表现为肾子坠胀疼痛，阴囊、会阴、少腹胀痛，尿频赤涩等。

四、诊断与鉴别诊断

（一）诊断要点

1. 中医诊断要点

需辨清虚实，本病一般责之于虚和瘀。脾肾亏虚属虚，肝气郁结、肝经湿热、气滞血瘀属实。本病多为先天不足，禀赋薄弱，命门火衰；或后天失调，虚损太过，脾失运化，精血乏源。临床亦见实证，湿热素盛，瘀阻睾丸，闭塞精道；或肝气不舒，疏泄失常，气机失和，精道闭阻，精虫难处。

2. 西医诊断要点

按照 WHO 的定义，隐匿精子症是指新鲜精液制备的玻片中未发现精子，将精液离心后，可在离心沉淀中观察到精子。而无精子症是指 3 次或 3 次以上精液离心后镜检均未发现精子。隐匿精子症类似于极重度的无精子症，但其表现为精液中有时可以找到精子或有时找不到精子，是介于无精子症和少精子症之间的一种情况。

（二）鉴别诊断

1. 与无精子症鉴别

隐匿精子症是指新鲜精液制备的玻片中未发现精子，将精液离心后，可在离心沉淀中观察到精子。而无精子症是指 3 次或 3 次以上精液离心后镜检均未发现精子。

2. 与少精子症鉴别

禁欲 3～7 天，精液常规分析 3 次以上者：精子浓度低于 15×10^6/mL 而查不出任何病因，可考虑为特发性少精子症。隐匿精子症是指新鲜精液制备的玻片中未发现精子，将精液离心后，可在离心沉淀中观察到精子。两者是有区别的。

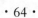

五、治疗

（一）中医治疗

1. 治疗原则

本病基本病机多为肾精不足、脾肾阳虚、气血虚弱、湿热瘀滞精道，治疗应把握健脾补肾、清利湿热、活血化瘀、疏通精道的原则。

2. 辨证施治

（1）肾精亏虚证

证候：婚后不育，精液点滴量少，或精子异常。腰膝酸软无力，畏寒喜暖，神疲嗜卧，头晕健忘，手足心热，性事寡欲，射精无力，时有不射之举。舌质淡红，苔淡白，脉沉细弱。

治法：温肾益精。

方药：二至丸合左归丸加减。组成：女贞子、墨旱莲、熟地黄、山药、枸杞子、山萸肉、川牛膝、菟丝子、鹿胶。神疲乏力、耳聋耳鸣者加黄芪、白术；腰膝酸软、四肢不温者加仙茅、淫羊藿、巴戟天。

中成药：五子衍宗丸。

（2）气血两亏证

证候：婚后不育，无精子。心悸健忘，神疲食少，头晕目眩，四肢倦怠，面色少华，纳谷不香，便溏。舌质淡，苔白，脉细弱。

治法：补益气血。

方药：八珍汤加减。组成：人参、白术、茯苓、炙甘草、当归、川芎、芍药、熟地黄。遗精者加金樱子、莲须；食少便溏者加焦山楂、焦神曲、谷芽、麦芽。

中成药：人参养荣丸。

（3）脾肾阳虚证

证候：婚后不育，无精子。便溏，畏寒纳少，阴茎勃起不坚，龟头寒凉，或伴早泄。

治法：健脾补肾温阳。

方药：金匮肾气丸合理中丸加减。组成：干地黄、山药、山萸肉、泽泻、茯苓、牡丹皮、桂枝、附子、党参、白术、炙甘草、炮姜。早泄者加五味子、酸枣仁、莲须；性欲亢进者加龟板、青龙齿、黑山栀子。

中成药：金匮肾气丸。

（4）气滞血瘀证

证候：婚后不育，无精子或少精子。胸胁胀痛，少腹及阴囊胀痛，睾丸坠痛，或伴精索静脉曲张。舌质暗红，苔黄白，脉弦涩。

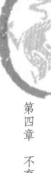

治法：行气活血。

方药：血府逐瘀汤加减。组成：当归、生地黄、桃仁、红花、枳壳、赤芍、柴胡、甘草、桔梗、川芎、牛膝。胸胁痞闷者加柴胡、枳壳；会阴刺痛、睾丸胀痛者加三棱、莪术、乳香、没药。

中成药：血府逐瘀口服液。

（5）湿热下注证

证候：婚后不育，无精子或少精子，精液黏稠色黄，或不液化。少腹不适，阴囊湿痒。舌质红，苔黄腻，脉滑数。

治法：清热除湿。

方药：芩连平胃散加减。组成：黄芩、黄连、土茯苓、制半夏、川厚朴、陈皮、苍术、薏苡仁、车前子、泽泻。湿热下注膀胱，小便不利者加金钱草、萹蓄、瞿麦；血瘀导致少腹或会阴部不适明显者加乳香、没药。

中成药：龙胆泻肝丸。

3. 名医经验

上海市孙建明教授治疗隐匿精子症采用自拟生精 3 号方。本方由熟地黄 15g，锁阳 10g，淫羊藿 10g，鹿角胶 10g，菟丝子 10g，蜂房 10g，沙苑子 10g，桃仁 10g，红花 6g，怀牛膝 10g，川芎 10g 组成。方中熟地黄、锁阳、淫羊藿、鹿角胶、菟丝子、蜂房以滋阴温阳。"动则养阳，静则养阴"，阳气生可推动精子的运动，提高精子活动率及活力；阴精则能濡养精子，提高精子的密度。桃仁、红花破血行瘀，祛瘀生新，能够促进机体微循环，有利于精子质量的改善。诸药合用，标本兼治，虚实兼顾，阴阳双调，共奏补肾活血之功。

4. 单方、验方

（1）淫羊藿煲羊肾汤　淫羊藿 30g（米酒浸一夜，伴姜汁炒黄），羊肾 1 对（切开去中心白脂）。用法：加水 500mL，米醋 10mL，少许食盐，慢火煮沸 50 分钟，每日 1 剂，早晚内服，30 剂为 1 个疗程。

（2）化瘀填精汤　三棱、莪术各 40g，王不留行 12g，黄芪、当归、熟地黄、桑寄生各 30g。水煎服，每日 1 剂。

5. 外治法

（1）针灸疗法　取关元、肾俞、命门、气海、中极、三阴交、足三里、次髎、太溪等穴。每次取 3～4 穴，留针 30 分钟，行补法，10 天为 1 个疗程。

（2）耳针疗法　取外生殖器、睾丸、内分泌、皮质下、神门等穴，可针刺，亦可用王不留行子穴位贴压按法。

（3）艾灸疗法

1）灸脐法：淫羊藿、红花、当归、丹参各等份，公丁香 1～3g。上药加水煎取药汁，用纱布浸入药汁内，然后敷肚脐，将艾炷点燃置于纱布上，每次 10～15 壮，每日 1 次。

男性不育症的中西医结合诊疗

2）隔姜灸：取穴分两组，第 1 组隔姜灸关元、气海，针三阴交；第 2 组隔姜灸命门、肾俞，针太溪。

（4）生精汤中医定向透药　上海市第七人民医院采用生精汤（主要药物组成：生黄芪、制何首乌、白芍、益母草、熟地黄等，具有益肾填精之功效）定向透药治疗不育症透药于气海、关元、双侧肾俞，气海穴利下焦、补元气、行气散滞，关元穴补肾培元、温阳固脱，肾俞穴外散肾之热。中医定向透药是一种把物理治疗与药物治疗融为一体的透皮治疗技术，是在脉冲电流的作用下改变皮肤的通透性将药物直接作用于穴位的一种治疗方法。其原理是把药物相对密封在置于体表的局部热雾器小空间内，使药物在热雾器内被加热激活而雾化成分子微粒，形成涡流和雾场，导引分子微粒向体内深层移动，以产生一系列热效应和药物效应。

6. 其他特色疗法

（1）梅花针疗法　取肾俞、心俞、志室、夹脊等穴，局部叩刺。每隔 2～3 天针 1 次，10 次为 1 个疗程。

（2）针挑疗法　取膀胱经、督脉循行于腰骶部穴位。在穴位局部行麻醉后，用粗针刺入穴位，刺挑组织纤维，后用消毒棉敷盖。每周 2 次，每次 2 个穴位。

（二）中西医结合治疗

只有极少数隐匿精子症患者在治疗后可以转变为少精子症或者精子数量恢复正常，可以自然怀孕或人工授精。绝大部分隐匿精子症患者，可以先考虑中医中药辨证治疗，并且结合中药外治，当精子质量得到一定的提高后，再借助试管婴儿技术进行受孕。治疗时首先应戒除生活上不良习惯，有条件的脱离有害工作环境，然后借助西药中的生精药物治疗和针对病因治疗，当生精功能经治疗获得改善和稳定（表现为连续 2 次以上可以在精液离心沉淀中找到活动精子）后，可准备做第二代试管婴儿（即 ICSI）。若为染色体核型或基因异常所引起，则需要考虑做第三代试管婴儿（即胚胎植入前遗传学诊断，PGD）。

六、中医古籍治法精选

唐代孙思邈的《备急千金要方》卷二第一篇就是"求子"，除论述了无子之外，还提出了两个治疗不育症最早的处方：七子散和庆云散。具有补肾益精、养阴温阳之七子散对后世影响较大，现代很多行之有效的方剂均是以七子散（五味子、菟丝子、车前子、枸杞子、蛇床子、金樱子、熟附子）为基础加减的，取得了很好的效果。

宋代陈自明《妇人大全良方》在"求嗣门"中也引用了这两个方子。明代有许多生育专书，对不育症的治法方药记载十分丰富，最著名的有万全的《广嗣纪要》、岳

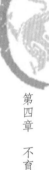

甫嘉的《妙一斋医学正印种子编》。清代生育专著更多，著名的有叶天士的《秘本种子金丹》，包诚的《广生编》《石室秘录·子嗣论》等。

七、验案举隅

杨某，男，24岁，以"婚后无避孕未育2年"为主诉就诊。该患者系第1胎第1产，其妹21岁已生育一健康男婴，父母非近亲结婚。患者性欲可，勃起正常，每周性生活2～3次，每次持续时间4～6分钟。体格检查：身高190cm，体重80kg，BP 130/75mmHg，男科专科检查：阴毛呈男性型分布，阴茎长6cm，双侧睾丸体积10mL，双侧精索静脉未触及曲张。

2011年2月14日精液常规检查：精液量2.3mL，色透明，pH 7.4，30分钟完全液化，经离心后镜检未检测到精子。2011年2月21日精液常规检查：精液量3.5mL，色淡黄，pH 7.4，30分钟完全液化，经离心镜检后可检测到精子，高倍镜下可见精子0～2个，可检测到活动精子。性激素检测：FSH 13.03mIU/mL、LH 6.26mIU/mL、睾酮4.02ng/mL，染色体检查：染色体核型为47，XYY。

患者诊断为隐匿精子症，血FSH升高、睾丸本身生精功能低下，经过中西医药物治疗后好转，遂经过单精子卵泡浆内注射获得8个胚胎，植入2个胚胎，着床1个。女方于孕16周时羊水穿刺检查示染色体核型为46，XY；足月顺产一男婴，婴儿染色体核型为46，XY，随访半年未见异常。

八、疗效判定

（一）疾病疗效判定

（1）精液检查有无精子，若有精子则表明治疗取得疗效。
（2）血FSH降低、精浆锌和精浆乳酸脱氢酶X同工酶升高。

（二）中医证候疗效判定

精液中出现精子，性功能转佳。气血通畅，饮食尚可，脾胃运化功能正常，未见少腹会阴胀痛、阴囊湿痒、睾丸胀痛、尿频尿赤、精索增粗等异常症状，舌质淡红，苔薄白，脉滑。

（三）主要检测指标的疗效评价

药物治疗后对不育症患者做全面的生育功能评估，根据精子参数作详细的精液分析。

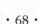

男性不育症的中西医结合诊疗

九、预防与调护

（1）精子的生成与发育离不开营养支持，维生素 B_{12} 和维生素 C 不但能促进精子生成，而且还能保护精子抵抗有害因素的侵袭。平日饮食要多进食动物肝脏、牛肉、鱼肉等富含维生素的食物。

（2）饮食有节，不宜多食辛辣厚味，戒烟戒酒，锻炼身体。

（3）精子发育的温度主要集中在 34℃，不宜有过多热水澡习惯。

（4）及时去除病因，如精索静脉曲张、生殖系统炎症等疾病。

十、临证提要

Y 染色体 AZF 微缺失是导致无精子症和隐匿精子症的重要原因之一，主要的缺失类型是 AZFc ＋ d 和 AZFb ＋ c ＋ d。隐匿精子症 AZF 微缺失检出率显著高于无精子症。

十一、难点分析

隐匿精子症治疗难度大、周期长，许多患者在治疗期因精液检查结果时好时坏，心理会发生一些变化，时间久后容易丧失治愈信心。患者心情的波动会影响到用药和医嘱的执行，往往导致治疗效果不佳。大部分隐匿精子症患者在戒除不良习惯（熬夜、吸烟、酗酒、吸毒等）或脱离有害工作环境（高温、高辐射、有毒化学品等）后，通过药物治疗可以得到改善。必要时，隐匿精子症患者治疗后精液中发现精子可采取辅助生殖技术等方法实现受孕。

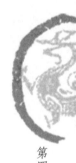

第七节　白细胞精液症

一、概念

精液中发现白细胞，白细胞数大于 $1 \times 10^{6}/mL$，甚至射精为脓性精液，称为白细胞精液症。白细胞精液症主要是由于男性生殖道感染引发，如附睾炎、前列腺炎或精囊炎等。本病属于中医学"精浊""淋证"等范畴。

二、病因病机

（一）中医病因病机

平素过嗜烟酒或辛辣刺激性食品，酿生湿热，下注精窍；或包皮过长，积垢久蕴，感染湿毒；或房事不洁，从外感染邪毒，侵入精室，腐精酿脓，而成脓精，多为湿热证候。或房劳太过，或热病伤阴，致肾阴亏损，阴虚火旺，灼精炼液，或病久伤肾，耗气伤精，以致肾阳不振，亦可成脓精。

中医认为白细胞精液症与膀胱经、肾经关系密切，病位在于下焦，分虚实两类。虚证多由感受热病，伤津耗阴或热毒久驻，耗伤阴精，导致肾阴不足，阴虚火旺，煎熬精液，酿脓化腐；也可由于过度劳累，或久病伤肾，或恣情纵欲，耗气伤津，以至肾阳不振，气化不利，而形成白细胞精液症。实证常由于饮食不节，过食辛辣膏粱厚味，导致内生湿热，或因外感湿热，病久不愈，湿热之邪循经下注精室，日久化毒，酿脓腐精，而形成白细胞精液症。

（二）西医病因机制

白细胞精液症的主要病因是生殖道细菌感染。但生殖道感染与男性不育的关系和作用机制等问题，尚未完全清楚。另外，一些外源性的因素，也可能影响精液中白细胞的数量，如饮酒、吸烟、毒品，甚至性交习惯及频率、个人卫生状况等。

三、临床表现

白细胞精液症临床表现以尿频、尿急、尿不尽等下尿路症状为主，个别患者伴尿道不适、滴白等。

四、诊断与鉴别诊断

（一）诊断要点

1. 中医辨证要点

中医学没有白细胞精液症的相关诊断，根据其症状分为：①淋证，以尿频、尿急、尿不尽等下尿路症状为主。②精浊，以尿滴白为主要症状。

2. 西医诊断要点

（1）病史　前列腺炎、精囊炎、睾丸炎或附睾炎等疾病与白细胞精液症有关。此外，应对患者潜在的疾病进行评估。

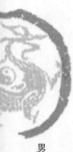

男性不育症的中西医结合诊疗

（2）体格检查 检查患者下腹部、腰底部、会阴部、阴茎、尿道外口、睾丸、附睾、精索等有无异常，有助于诊断。前列腺炎患者应直肠指检，检查前列腺质地、大小、有无肿胀和压痛、有无软硬不均、有无结节。

（3）实验室检查

1）精液检查：白细胞数大于 $1 \times 10^6/\text{mL}$。

2）前列腺液检查：前列腺炎患者常见白细胞计数大于 10 个/HP，卵磷脂小体消失或减少。

3）尿常规分析及尿沉渣检查：是尿路感染和前列腺炎的辅助诊断方法。

4）细菌学检查：分别收集前列腺按摩前排出的 10mL 尿液、中段尿、前列腺液和精液，分别做细菌培养、细菌菌落计数和抗生素敏感试验，可以区分前列腺炎、尿道炎和尿路感染。

5）衣原体和解脲支原体。

6）淋球菌涂片染色和培养：可用于诊断生殖道淋球菌感染。

（二）鉴别诊断

本病应与生理性的精液发黄相鉴别：如果患者长期未排精，精液也可能变得黄稠，但精液化验未见脓细胞，白细胞计数也在正常值范围内，可予以鉴别。

五、治疗

（一）中医治疗

1. 治疗原则

本病病位在精室，以清热利湿、解毒排脓、滋阴降火为治疗原则。

2. 辨证施治

（1）精室湿热证

证候：生育障碍，精液脓稠腥臭，口苦咽干，胸胁苦满，会阴小腹不适，阴囊湿痒，常有尿频、尿急、尿痛。舌质红，苔黄腻，脉滑数或濡。

治法：清利精室，解毒排脓。

方药：龙胆泻肝汤加减。热毒偏盛者加五味消毒饮；痰瘀互结，尿液混浊者加皂刺、穿山甲、王不留行；阴虚津亏，口苦咽干明显者加沙参、麦冬、生地黄。

中成药：龙胆泻肝丸、宁泌泰胶囊。

（2）阴虚火旺证

证候：生育障碍，精液量少黄稠，精液中有脓细胞，白细胞数超过正常值，可伴脓液，形体羸瘦，头晕耳鸣，腰膝酸软，五心烦热，口干咽燥，潮热盗汗，性欲亢进，早泄。舌质红，少苔，脉细数。

治法：养阴清热，排脓通精。

方药：知柏地黄丸加减。酌加金银花、蒲公英、土茯苓清血中热。五心烦热者，加远志、生地黄、首乌藤；潮热盗汗者加地骨皮、银柴胡、浮小麦。

中成药：知柏地黄丸、大补阴丸。

3. 名医经验

上海市孙建明教授采用清淋 3 号方加减治疗，药物组成：天葵子 10g，车前子 30g，瞿麦 10g，石韦 15g，藿香 10g，蒲公英 30g，胡芦巴 10g，炒王不留行 30g，三棱、莪术各 10g，滑石 15g，川牛膝 10g，泽泻 10g。方中蒲公英、天葵子清热解毒，消痈散积，共为君药，共奏清利湿热浊气之功效。车前子、瞿麦、石韦、炒王不留行、滑石、泽泻共助君药，增强利尿通淋之功效。胡芦巴、川牛膝补益温肾，逐瘀止痛，起佐药作用。三棱、莪术破血行气、消积止痛、通利下焦，引药下行。

4. 单方、验方

单味中药鲜芦根或白茅根 30g，泡水频饮。2 周后复查精液。

5. 外治法

中药坐浴：紫草 50g，苦参 30g，大黄 30g，黄柏 30g，蛇床子 30g。每日 1 剂，煎汤坐浴，每次 30 分钟。2 周后复查。

6. 其他特色疗法

针刺疗法：取中极、肾俞、三阴交穴。根据辨证分型虚补实泻。留针 30 分钟，每日 1 次，10 次 1 个疗程。

（二）中西医结合治疗

（1）本病主要因精囊或附睾的急性细菌性炎症而引起精液中脓细胞、白细胞较多，所以治疗多采用抗感染治疗。但由于生殖道的特殊解剖关系，一般抗生素很难达到有效的血药浓度，因此中西药结合治疗是提高本病疗效的关键。

（2）临床上可以清热利湿、活血化瘀的汤药治疗为主，有明确细菌感染证据者，可合并使用抗生素。

六、中医古籍治法精选

本病未见中医古籍记载，可参考"精浊""淋证"等内容。

七、验案举隅

路某，男，35 岁，2015 年 3 月 15 日初诊。

婚后 8 年未育，女方妇科检查正常。经某医院男科检查示生殖器正常，精液常规：精液量 5mL、色乳白、精液白细胞 2.3×10^6/mL、活动率 58.21%。刻下症见阴囊潮湿，

男性不育症的中西医结合诊疗

性欲一般，胃纳较差，伴有尿频、尿急、尿痛，舌质红，苔黄腻，脉滑数。

中西医诊治策略：诊断为白细胞精液症。辨证属精室湿热型，治以清热利湿解毒，方用五味消毒饮加减。

处方：金银花 10g，野菊花 10g，蒲公英 15g，紫花地丁 15g，萹蓄 15g，土茯苓 15g，薏苡仁 15g，陈皮 6g，龙胆草 3g，川楝子 6g，芦根 30g，甘草 6g。14 剂，水煎服。

2015 年 3 月 29 日复诊，复查精液常规未见白细胞。

八、疗效判定

（一）疾病疗效判定

（1）治愈　精液中白细胞消失。
（2）显效　精液中白细胞较前减少 70%。
（3）有效　治疗 3 个月后精液中白细胞较治疗前有减少。
（4）无效　治疗 3 个月后无变化或上升。

（二）中医证候疗效判定

（1）显效　主要症状明显减轻或消失。
（2）有效　主要症状减轻。
（3）无效　证候均无任何改善。

九、预防与调护

（1）注意生殖系统卫生，预防感染。早发现，早治疗，有泌尿生殖系统感染的患者应及早、及时、正确的治疗。
（2）急性期忌食辛辣刺激、烟酒、肥甘厚腻之品，保持大便通畅。
（3）节制性生活，急性期禁止同房。

十、临证提要

本病的治疗以清热利湿、解毒化浊为主，同时药物不能太过苦寒，还需要配合滋阴降火的治疗方法。

十一、难点分析

本病的诊断主要依靠实验室检查，因此外阴是否清洁、禁欲时间是否符合要求等，对正确诊断至关重要，也存在一定的难度。

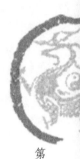

第八节　精液不液化症

一、概念

正常情况下，男性的精液在刚刚射出体外时是液化状态，并在很短的时间内会凝固成胶冻状或凝块状，经过 10～30 分钟，精液会逐渐液化成水样液体。这个过程就是精液的液化，这种现象属于正常的生理现象。如果精液排出体外超过 30 分钟仍呈胶冻状，属于液化延迟；超过 60 分钟仍然不液化，则属于病理情况，称为精液不液化。中医古籍中没有精液不液化的类似记载。本病大致与淋浊、精寒、精热不育等有关。当代中医称精液不液化症为"精滞""精凝"或"精稠"，是以精液黏稠、浑浊、久而不化，且影响生育能力为主要表现的疾病。精液的正常液化有赖于阳气的气化作用，所谓"阳化气，阴成形"。精液为肾所属，故与肾的气化功能有直接关系。凡肾阳不足，肾阴阳失调，或湿热蕴结，或寒凝血瘀，阻遏气机，均可导致气化失常，而出现精液不液化。精液不液化症的中医辨证有虚有实，治疗的关键在于使肾阴阳平衡，恢复其气化功能。

二、病因病机

（一）中医病因病机

（1）先天禀赋不足，肾虚精亏，或后天失养，或大病久病不愈，肾气亏虚，肾阳不足，温煦乏力，精液寒凝，精液不化。

（2）饮食不节，或过食寒凉，损伤脾阳，水湿不运化，聚而成痰，痰湿结于精室，气化不利，精液不得液化；或过食膏粱厚味，湿热内蕴，清浊不分而精液不液化。

（3）酒色房劳过度，或劳心太甚，或五志化火，或久病不愈，皆可耗伤阴血，损伤肾阴，阴虚火旺，灼伤精液，致精液黏稠而不液化。

（4）寒湿、水湿之邪内侵，损伤阳气，致阳不化气行水。

（5）久病入络，或阴部外伤，或忍精不射，败精瘀浊内阻，气机阻滞，气化失常，精液不液化。

（二）西医病因机制

正常的精液液化过程是精液凝固因子和液化因子共同作用的结果。凝固因子主要由精囊分泌，液化因子由前列腺分泌。精液不液化常见的病因主要是精囊和前列腺的

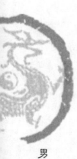

炎症。如果患有精囊炎则凝固因子产生过多使精子稠厚；如果患有前列腺炎使液化因子分泌减少则精液不液化。除了精囊和前列腺炎症这两个常见病因外，其他导致精浆分泌功能异常的疾病也都会引起精液不液化。

三、临床表现

本病以患者精液黏稠而不液化为主症，伴见阳痿早泄、畏寒肢冷，夜尿频多，小便清长，腰膝酸软，眩晕耳鸣等。精液黏稠度高，有时可出现射精费力和射精疼痛，有的还兼有滴白或血精。

四、诊断与鉴别诊断

（一）诊断要点

1. 中医辨证要点

本病先宜分清寒热虚实，肾阳不足为虚证、寒证，而寒邪直中，或寒凝血瘀者属实证寒证，或因虚致实证；或正气不足，脾肾两虚，或气血亏虚，气化无力，运化失常，水湿内停、痰浊凝聚为因虚致实，虚中夹实证；肾阴亏损，阴虚内热为虚热证；而湿热下注为实热证。

还应辨清病变部位，精液不液化症主要病位在肾，如湿热下注证涉及肝胆、脾胃、下焦、精室等；气滞血瘀证涉及肝、脾、肾、精室等；水湿内停涉及脾胃、肾、膀胱和三焦等。

2. 西医诊断要点

（1）临床表现　患者一般具有正常的性功能和射精能力，育龄夫妇同居1年以上，性生活正常，未采取任何避孕措施，女方有受孕能力或曾孕育而后1年以上未能孕育。由于精液黏稠度高，有时可出现射精费力和射精疼痛，有的还兼有滴白或血精。

（2）体征　可无明显体征，部分患者有附属性腺炎而出现相关体征。

（3）病史　是否有合并泌尿生殖系统感染，如慢性前列腺炎、睾丸炎、附睾炎等；是否有生殖器发育异常，如睾丸发育不良；是否有隐睾、精索静脉曲张等疾病。

（4）辅助检查

1）精液常规：离体精液在室温25℃或37℃恒温水溶箱60分钟仍不液化。

2）精浆果糖测定：精浆果糖含量下降，提示可能有前列腺炎或精囊炎。

3）内分泌激素水平：尤其是性激素水平是否正常。检查项目应包括总睾酮、游离睾酮、双氢睾酮、性激素、结合蛋白等。

4）直肠指检：前列腺炎患者可发现前列腺质地、大小的改变。

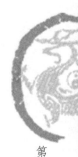

5）B 超检查：可发现前列腺、精囊、睾丸等的病变，有助于判断精液不液化症的病因。

（二）鉴别诊断

1. 生理性精液黏度增加

生理性精液黏度增加常见于长期禁欲，贮精不泄者。生理性者液化时间相对延长，但仍在正常范围之内，不超过 60 分钟；精液黏稠度也相对增高，但挑起精液时没有拉丝，或略有拉丝但挑起则断，黏度仍在正常值范围之内。

2. 精子凝集症

精子凝集试验阳性为免疫性不育，精液不液化症者有时可见精子黏团物，但精子凝集试验阴性。

五、治疗

（一）中医治疗

1. 治疗原则

本病的治疗以扶正祛邪、恢复气化功能为治疗原则。扶正包括温肾阳、滋肾阴、补气血等；祛邪又分利水湿、清利湿热、化痰浊和活血化瘀等。虚实夹杂者则需攻补兼施。如阳虚水湿内停之精液不液化，既要温肾阳，又要利水湿。

2. 辨证施治

（1）肾阳不足证

证候：临床以精冷不育，精液黏稠而不液化为主症，伴阳痿早泄、畏寒肢冷，夜尿频多，小便清长，腰膝酸软，眩晕耳鸣。舌质淡，苔白，脉沉迟而无力。

治法：温阳补肾，以助气化。

方药：金匮肾气丸合保元汤加减。组成：附子、肉桂、山茱萸、熟地黄、山药、泽泻、茯苓、牡丹皮、人参、黄芪、甘草等。阴寒甚者加茴香、乌药、吴茱萸；腰酸重者加杜仲、牛膝、续断；脾阳虚，湿浊较重者可加苍术、半夏。

中成药：金匮肾气丸，每次 8 丸，每日 3 次。五子衍宗丸，每次 6g，每日 2 次。

（2）阴虚火旺证

证候：婚后不育，精液黏稠不液化，伴耳鸣，五心烦热，盗汗，口咽干燥，腰膝酸软，失眠健忘，或性欲旺盛。舌质红，苔少或无苔，脉细数。

治法：滋阴降火。

方药：乌梅甘草汤加减。组成：乌梅、白芍、生甘草、生地黄、麦冬、天花粉、玄参、黄精、制何首乌、知母、海藻、昆布、丝瓜络等。多梦遗精者加酸仁、柏子仁，或合用天王补心丹以滋补心阴，降相火；大便干结者加玄参、麦冬。

中成药：知柏地黄丸。

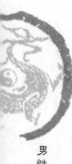

男性不育症的中西医结合诊疗

（3）湿热内蕴证

证候：婚后多年不育，精液黏稠不液化，尿道灼热，小便淋漓不畅，黄赤浑浊。舌苔黄腻，脉濡数或滑数。

治法：清热利湿。

方药：萆薢分清饮加减。组成：苍术、黄柏、牛膝、萆薢、石菖蒲、益智仁、乌药、茯苓等。脘腹胀满，食欲不振者加陈皮、白术；口腔烘热，口气重者加炒黄芩、仙鹤草；大便溏薄者加法半夏、茯苓；尿道灼热刺痛者加车前子、金钱草。

中成药：龙胆泻肝丸、八正片。

（4）痰浊凝聚证

证候：精液黏稠不液化，伴有形体肥胖，四肢困重，面色㿠白，头晕心悸，胸闷呕恶。舌质淡红，苔白腻，脉滑。

治法：健脾化湿，祛痰通窍。

方药：导痰汤加味。组成：南星、枳实、橘红、半夏、茯苓、甘草等。纳谷不香者加鸡内金、焦山楂；便溏者加白术、薏苡仁；神疲乏力者加山药、生黄芪。

中成药：苍附导痰丸。

（5）气滞血瘀证

证候：精液黏稠不液化，量少，不育病程长，面色黧黑或皮肤色素沉着，少腹不适或胀痛，或射精时刺痛。舌质暗红，有瘀斑，脉弦涩。

治法：活血化瘀，通利精道。

方药：少腹逐瘀汤加减。组成：乌药、小茴香、干姜、肉桂、延胡索、川芎、赤芍、没药、黄精。瘀血盛者加制水蛭、路路通；少腹痛牵及腹股沟者加四逆散；阴囊坠胀疼痛者加全枸橘、柴胡。

中成药：桂枝茯苓丸。

3. 名医经验

国医大师王琦教授认为，本病多为湿热蕴结下焦，湿热熏蒸，阴津亏损，气化失常致精稠不化；或为肾阴亏虚，相火偏亢，热恋精稠所致。治疗当以清热、利湿、通络、养阴为法。

4. 单方、验方

山药粥：生山药150g，王不留行50g，白面适量，先将王不留行加适量水煎煮，把山药切成薄片，放入药汁中煮沸，再变小火慢煎，待山药熟透后，搅拌适量面粉为粥，即可随意食用。2周后复查精液。

5. 外治法

本病可采用中医定向透药治疗，穴位取肾俞、足三里等。

6. 其他特色疗法

针灸疗法：取气海、中极、三阴交、照海、阴陵泉等穴。根据辨证分型补虚泻实。留针30分钟，每日1次，10次为1个疗程。

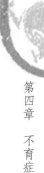

（二）中西医结合治疗

本病提倡中西医结合治疗，在中医辨证施治的基础上，宜查明病因，有针对性地选择西医方法治疗。

（1）抗生素　适用于因前列腺炎所致者，具体使用剂量可参见慢性前列腺炎相关内容。

（2）α-糜蛋白酶　5mg，隔日1次，肌内注射，3周为1个疗程。

（3）维生素C片　0.3g，每日3次，口服，1～2个月为1个疗程。

（4）外用药物　常见的有α-淀粉酶、糜蛋白酶、四丁酚醛溶解剂等，于性交前5～10分钟置于阴道内，可促使精液液化。

六、中医古籍治法精选

在中医古籍中没有精液不液化的类似记载。中医认为，精液属阴津之类，与肾的气化功能有直接的关系。《黄帝内经》中云："阳化气，阴成形。"精液的正常液化，有赖于阳气的气化，而阳气的气化，又依赖于阴阳的协调，因此一切可以引起机体阴阳平衡失调的原因或疾病因素均可导致精液不液化。故治疗关键在于使肾阴阳平衡，恢复其气化功能。湿邪是导致本病的重要病理因素之一，盖湿为阴邪，其性重浊，黏滞难化；热为阳邪，易伤阴液，精液熏灼，湿热下注，经络阻滞，致精液黏稠难化。《灵枢》所谓"身半以下者，湿中之也"，《素问》所谓"伤于湿者，下先受之"是也。故治疗精浊当清热利湿或燥湿利水。《秘传证治要诀·白浊》曰："如白浊甚，下淀如泥，或黏稠如胶，频逆而涩痛异常，此非是热淋，此是精浊室塞窍道而结。"忍精不射，败精瘀阻，气机阻滞，亦可导致精液不液化，当以行气化瘀为治法。

七、验案举隅

丁某，男，40岁，1984年3月13日初诊。婚后10年未育，女方妇科检查正常。经某医院泌尿外科检查，生殖器正常，精液常规：量5mL，色乳白，2小时不液化，西医治疗无效，遂来我院求诊。患者有哮喘、胃溃疡出血史，今形体消瘦，眩晕，耳鸣，神疲乏力，畏寒，肢冷，纳呆腹胀，口淡无味，面色苍白，腰背酸痛，脱发，右侧偏头痛，哮喘，大便溏薄，小便清长，每周遗精1～2次，脉沉细滑，舌质淡白边青紫，舌底静脉曲张（摘自徐福松教授验案）。

中西医诊治策略：诊断为精液不液化症。辨证属肾阳不足，命门火衰，阳气虚损，无力温养精血，日久痰瘀互阻精室。拟益气温阳，化瘀祛痰。方用金匮肾气丸合保元汤加减。

处方：熟附片6g，熟地黄15g，山茱萸10g，生晒参6g，川桂枝10g，细辛4.5g，

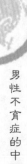

蛇床子 9g，红花 12g，皂角刺 10g，玉桔梗 9g，炒白术 12g，杭白芍 12g，淡苁蓉 10g，小茴香 6g，路路通 15g，三七 3g。

20 剂后畏寒肢冷、腰背酸软、耳鸣、神疲乏力均好转，纳谷渐旺，二便正常，梦遗偶作。脉细数，舌质淡白。

4 月 12 日精液常规：量 6mL，色乳白，13 分钟液化，精子总数 70×10^6/一次射精，活动率 75%，畸形率 10%，无脓细胞。再拟补肾温阳，益气养血。上方加露蜂房 12g，山药 12g，全当归 12g。半年后随访，身体健康，爱人已怀孕 3 个月。

按语：精液不液化，以内有凝块不化而言。中医以瘀血及痰浊取象，故于方中加入活血温通之品。今人有"精瘀"之名，其治法与活血化瘀类似。

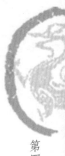

八、疗效判定

（一）疾病疗效判定

（1）治愈　精液 60 分钟内液化。
（2）显效　精液液化时间较前减少 70%。
（3）有效　精液液化较治疗前有好转。
（4）无效　治疗 3 个月后无变化。

（二）中医证候疗效判定

（1）显效　主要症状明显减轻或消失。
（2）有效　主要症状减轻。
（3）无效　证候均无任何改善。

九、预防与调护

（1）避免长时间接触重金属（如铅、铝等）、化学物质（如汽车废气、杀虫剂、除草剂、香烟烟雾、有毒的装饰材料和涂料等）及放射线、高温等环境。
（2）患者饮食多以清补之品为主。少食煎炒油炸、辛辣之品，禁食棉籽油。
（3）禁止洗桑拿浴、吸烟、酗酒等。
（4）保证充足睡眠。
（5）避免不洁性行为，性生活适度。

十、临证提要

（一）诊断要点

（1）精液排出体外后 60 分钟以上不液化者，可诊断为本病。

（2）生理性精液黏度增加常见于长期禁欲，贮精不泄者。生理性者液化时间相对延长，但仍在正常范围之内，不超过 60 分钟；精液黏稠度也相对增高，但挑起精液时没有拉丝，或略有拉丝但挑起则断，黏度仍在正常值的范围之内。此不属于本病，属于正常精液。

（二）临床辨证要点

辨证与辨病相结合、标本同治、消补兼施是本病的治疗要点。精液黏稠不液化大部分患者与痰浊之证有关，而产生痰浊的病因病机又以阴虚火旺、湿热下注为多数，亦有少数患者表现与阳虚有关。

十一、难点分析

本病的治疗以扶正祛邪，恢复气化功能为原则。扶正包括温肾阳、滋肾阴、补气血等；祛邪又分利水湿、清利湿热、化痰浊和活血化瘀等。对虚实夹杂者，则需攻补兼施。如阳虚水湿内停之精液不液化者，既要温肾阳，又要利水湿。

第九节　精液量过少症

一、概念

正常健康男性每次排出的精液量一般为 2～6mL，如果一次排出的精液量少于 1.5mL，或仅有数滴者为精液量过少症。精液量过少症约占男性不育症的 1.8%，本病是导致男性不育的原因之一。西医认为精液量的多少有很大的生理变异，与性交频度、体位、时间、性兴奋强弱、精神状态及体质因素等有密切关系。中医认为本病症属于"虚劳精少"等范畴，《诸病源候论》中认为"肾主骨髓，而藏于精，虚劳肾气虚弱，故精液少也"。《辨证录·种嗣门》中云："男子有泄精之时，止有一、二点之精，此等之人，亦不能生子。"精液量过少多因肾精亏虚，或气血不足，或阴虚火旺，或湿热蕴结，或跌扑损伤，或热灼精室，或精窍瘀阻所致，有虚实之分。治疗上多以补肾益精，补益气血为本，兼以清热祛邪，疏通精窍。

二、病因病机

（一）中医病因病机

（1）先天不足，禀赋薄弱，肾精不足，生化乏源，导致精液量少。

（2）房劳太过，消耗肾精，生化不济，导致精液量少。

（3）调摄不当，后天之本亏虚，生化乏力，无以补养先天，导致精液量少。

（4）大病久病，损伤人体正气，气血不足，无以化生精血精液。

（5）思欲无穷，忧郁过度，劳伤心脾，肝气郁结，气血亏虚，气血瘀滞，阻塞精道。

（6）饮食不节，过食辛辣厚味，或外感湿热之邪，耗伤阴精，酿生湿热。湿热蕴结于精室，导致精液生化障碍，精道不畅。

（7）临房忍精不射，火伏精室，阻滞精窍，或跌扑、外伤、手术损伤，导致气滞血瘀，阻塞精道，精液无以排泄。

上述致病因素所致精液量过少症的病机包括两大类：一则化源匮乏，或消耗过度，生殖之精化生不足；二是精窍精道阻滞，精泄不畅，均可致精液量过少而不育。

（二）西医病因病机

（1）性腺功能减退和内分泌紊乱，致附属性腺发育不全，精囊和前列腺液分泌不足。

（2）生殖系统，特别是附属性腺的感染，影响精液分泌，如慢性前列腺及精囊结核时，精液量可明显减少至 1～2 滴，甚至无精液排出。

（3）精囊的肿瘤或囊肿、尿道狭窄、尿道憩室或生殖道手术引起输精管道损伤等，导致精液排泄障碍。

（4）排精次数过于频繁。

各种病因所致的病理生理学变化使精液生成障碍，或精液排泄障碍，或精液排泄过度。一方面使精子失去活力而丧失功能，另一方面可使精子活动所需的介质减少，或精子的绝对数量太少，性交后精子不能顺利到达宫颈而引起不育。

三、临床表现

大多数精液量过少症的患者无明显特殊的临床表现，患者主诉每次排出的精液量较少甚至是点滴而出，多因不育而来就诊。每次射精总量少于 1.5mL，连续 3 次以上检测结果相同，即可诊断为精液量过少症。本病可兼见精子浓度偏低、精子成活率和精子活动力低下等现象。临床上可伴有精神疲惫、腰膝酸软、食欲欠佳、小腹胀满不适等症状。

四、诊断与鉴别诊断

（一）诊断要点

1. 中医辨证要点

（1）分清虚实　若精液量少伴健忘耳鸣，腰膝酸软，气短懒言，面色无华者多属肾精亏损、气血两虚等虚证；若精液量过少伴心烦、失眠、烦躁易怒，少腹隐痛，尿频不

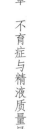

爽甚则有射精痛者，多属热伤精室、精道阻塞等实证。本证以虚证居多，实证居少。

（2）明确病位　该病病位主要在精室，与肾、肝、脾及全身情况等密切相关。素体虚弱或久病不愈，元气大伤；或思虑过度，心脾两伤，脾胃虚弱，生化乏源，气血不足；病位在肾者多因先天不足，或后天房劳过度致肾精亏损；病位在精室者多因湿热蕴结，或跌扑损伤，阻塞精道。

（3）了解致病因素　精液量过少的致病因素主要有先天禀赋不足、大病久病、后天失养、房劳过度、外感、外伤、饮食不节、感受湿热之邪等。

2. 西医诊断要点

（1）临床表现　每次射精总量少于 1.5mL，连续 3 次以上检测结果相同即可诊断精液量过少症。本病可兼见精子浓度偏低、精子成活率和精子活动力低下等现象，一般多因不育前来就诊。临床上可伴有精神疲怠、身体羸瘦、腰膝酸软、尿频不爽、小腹胀满不适等症状。一般无其他体征。

（2）辅助检查　每次射精的精液总量少于 1.5mL，且连续 3 次以上检测结果相同。

（二）鉴别诊断

1. 与生理性精液量过少鉴别

本病与生理性精液量过少均可见排精量低于正常，但后者多发生于性交频繁，遗精滑精过频，射精不全及久病康复阶段或老龄，多属暂时性，经调理后可自行恢复正常，无须药物治疗。

2. 与少精子症鉴别

少精子症与本病均可导致不育，但前者是以精子浓度低为主要临床表现，一次射精的精液总量可正常；而本病是以每次射精的精液总量减少为主，不一定都存在精子异常情况，当予以鉴别，但在临床上两者可同时出现。

五、治疗

（一）中医治疗

1. 治疗原则

针对精液量过少症的病机，临床治疗当以补虚扶正、疏通精道为治疗原则，补虚以补肾益精、补益气血、健脾和胃为主；疏通精道则需根据气血瘀滞和湿热蕴结等病邪的性质不同，采取活血化瘀和清利湿热之法。

2. 辨证施治

（1）肾精亏虚证

证候：精液量过少，不育。神疲乏力，腰膝酸软，健忘耳鸣。舌质淡红，苔薄白，脉沉细。

治法：补肾填精。

方药：赞育丹加减。组成：人参、山药、肉苁蓉、菟丝子、鹿茸、紫河车、熟地黄、当归、枸杞子、桑椹、麦冬、龟甲胶、山茱萸、五味子、柏子仁等。阴虚火旺，午后潮热者加牡丹皮、地骨皮；腰膝酸软者加桑寄生、杜仲；失眠健忘者加炙远志、炒酸枣仁；口干舌红者加生地黄、玄参；纳少腹胀者，加茯苓、薏苡仁、谷芽、麦芽、鸡内金。

中成药：全鹿丸、鱼鳔补肾丸、五子衍宗丸。

（2）气血两虚证

证候：精液量过少，不育。形体消瘦，面色淡白无华，神疲乏力，食欲欠佳，心悸气短。舌质淡，苔白，脉沉细。

治法：气血双补，益肾填精。

方药：八珍汤合五子衍宗丸加减。组成：人参、白术、茯苓、当归、熟地黄、白芍、川芎、五味子、菟丝子、覆盆子、枸杞子、车前子、甘草等。腹胀便溏者，去当归、熟地黄，加木香、炮姜；失眠健忘者加炒酸枣仁、夜交藤；精液量极少，甚至点滴而出者，加紫河车、鹿角胶等。

中成药：人参养荣丸、归脾丸。

（3）热灼精室证

证候：精液量过少，不育。口燥咽干，心烦失眠，五心烦热，夜寐盗汗。舌质红，少苔，脉细数。

治法：滋阴清热，养阴生精。

方药：大补阴丸加减。组成：熟地黄、知母、黄柏、龟甲、猪脊髓等。热象不甚者，去黄柏，加桑椹、枸杞子、女贞子；口燥咽干明显者加生地黄、天冬、玄参；心烦失眠明显加五味子、炒酸枣仁、夜交藤；大便秘结者加肉苁蓉、瓜蒌皮；腰膝酸软者加杜仲、牛膝；精液极少者加紫河车、鹿角胶等。

中成药：知柏地黄丸。

（4）湿热蕴结证

证候：精液量过少，不育。小便黄浊，尿后有白浊，少腹隐痛不适，胸胁痞闷或胀痛，发热，口苦咽干。舌质红，苔黄腻，脉滑数。

治法：清热利湿，疏通精道。

方药：三妙丸合萆薢分清饮加减。组成：苍术、黄柏、牛膝、萆薢、石菖蒲、益智仁、乌药、茯苓等。湿热明显加龙胆草、车前子；少腹疼痛明显者加路路通、穿山甲。

中成药：三妙丸。

（5）气血瘀滞证

证候：精液量过少，不育。少腹、会阴、睾丸发凉胀痛，或有射精痛。舌质暗红，有瘀斑或瘀点，脉沉细而涩。

治法：活血化瘀，疏通精道。

方药：血府逐瘀汤加减。组成：当归、生地黄、桃仁、红花、赤芍、川芎、怀牛

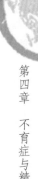

膝、柴胡、枳壳。少腹、会阴、睾丸疼痛明显者加乳香、没药；精液量极少者加皂角刺、路路通、穿山甲等。

中成药：血府逐瘀片、桂枝茯苓丸。

3. 名医经验

徐福松教授认为治疗精液量过少症应根据不同的病证，虚则补之，实则泻之，瘀则通之，总以补肾为主旨，注意先天生后天，后天养先天。肾精虚者当补肾填精、益气养血、滋阴清热；肾气不固者当益气固精收涩；湿热蕴结精道者，应根据瘀血和湿热多寡，采用活血化瘀、清利湿热之法以疏通精道。补精或偏于温或偏于凉，常于阴阳偏胜取事，多用紫河车、鹿角胶、龟板胶等血肉有情之品，取同气相从之意。补气血或缓或急，要依脾胃强弱，胃气本无大碍，可直接予补血重剂；若胃气本弱，不能消磨，当以补脾为要，以强气血化生之源。精窍精道瘀阻，精泄不畅，常加穿山甲、急性子、路路通等。

4. 单方、验方

（1）生精汤 淫羊藿、肉苁蓉、熟地黄、何首乌、桑椹、覆盆子、五味子、党参、川断，水煎服，每日1剂。

（2）黄精汤 黄精、当归各等份，水煎服，每日1剂。

（3）当归、党参、白芍、川芎、熟地黄、茯苓、白术、菟丝子、枸杞子、女贞子、车前子、覆盆子，水煎服，每日1剂。

（4）续子汤（孙建明经验方） 熟地黄、生地黄、枸杞子、黄芪、太子参、续断、炒蒺藜、白茯苓、益母草、皂角刺，水煎服，每日1剂。

5. 外治法

（1）脐疗 上海市第七人民医院经验方（小茴香、肉桂、炮姜等份），研细末，少许蜂蜜或蛋清调敷神阙穴，外盖敷料固定，5～7天除去。此法适用于虚损所致者，但对精室伏热者忌用。

（2）中医定向透药 采用生精汤加减（熟地黄、黄芪、太子参、续断、枸杞子、沙苑子、皂角刺），浸润治疗海绵，并安装于透药仪上，分别置于关元、气海、双侧肾俞，治疗强度适宜，每日1次，每次20分钟，共2周。

6. 其他特色疗法

（1）针灸治疗

1）肾精亏虚证：主穴取肾俞、志室、关元、精宫，配穴取足三里、三阴交、委中。主配穴均用补法，隔日1次，每次3～5穴。

2）气血两虚证：主穴取肾俞、肝俞、脾俞、胃俞、气海，配穴取上巨虚、梁丘、伏兔、血海。主配穴均用补法，每日1次，每次3～5穴。15日为1个疗程。

3）湿热蕴结证：主穴取脾俞、肝俞、三焦俞、气海俞，配穴取三阴交、委中、足三里。主穴用泻法，留针10～15分钟；配穴用平补平泻法，每日1次，每次3～5穴。15日为1个疗程。

男性不育症的中西医结合诊疗

（2）耳穴治疗　睾丸、肾、肝，用王不留行子压贴耳穴，隔日1次。

（二）中西医结合治疗

在中医辨证施治的基础上，提倡中西医结合疗法。西医治疗：氯米芬50mg，每日1次，口服。鱼肝油丸，每次1粒，每日3次，口服。维生素E，每次1粒，每日3次，口服。锌硒宝，每次6片，每日3次，口服。因性腺功能减退所致精液量过少者，予HCG 1000U/L，隔日1次，肌内注射。前列腺或精囊腺等泌尿生殖道感染者可予抗感染药物，以及局部热水坐浴、定期前列腺按摩和理疗等。而因内分泌功能低下者可予HCG或丙酸睾酮肌内注射，严重者可采取辅助受孕技术。单纯精液量过少可通过人工授精，或采取ICSI技术做体外或宫腔内人工授精。

六、中医古籍治法精选

精液量过少症的药物治疗，最早见于《备急千金要方》，书中记载："虚劳少精方：鹿角末白蜜和丸如梧子大，每服七丸，日三服，十日。大效。又方，浆水煮蒺藜子令熟，取汁洗阴二十日。"其认为少精之因虚劳，治疗用血肉有情之品大补肾精，并辅以外治。清代医家陈士铎对本病研究颇深，对其病因、病机、临床表现及治法方药都有精辟论述。他在《辨证录·种嗣门》中云："男子在泄精之时，止有一、二点之精，此等之人，亦不能生子……盖精少者，虽属之于天，未必不成之于人也，恃强而好用其力，苦思而过劳其心，多食而反伤其胃，皆足以耗精也，节少以养其胃，益之补精髓之方，安在精少者，不可以多生乎？……方用生髓育麟丹。"

七、验案举隅

马某，32岁，结婚1.5年未育，1991年5月初来诊。查精液常规，精液量0.8mL，精子总数$19×10^6$/一次射精，其余指标正常。平时伴有腰酸乏力、头晕、舌质淡苔薄白、脉细弱等症。

中西医诊治策略：诊断为精液量过少症。辨证属肾精亏损，治宜补肾填精。方用赞育丹加减。

处方：潞党参10g，怀山药15g，续断10g，菟丝子10g，鹿角胶10g，紫河车10g，熟地黄10g，当归10g，杜仲10g，桑寄生10g，龟甲胶10g，山茱萸19g，五味子10g，柏子仁10g。15剂后症状改善。

又伴见大便不成形、腹胀。前方去当归，加煨木香10g，茯苓15g，炒薏苡仁15g，炒谷芽15g，炒麦芽15g。进20余剂后，复查精液指标全部正常。

按语：肾精亏损多由化源不足或肾气不足所致。精不足补之以味，赖血肉有情之品以补肾之精。方中多滋腻之品，不免碍胃，故临床多见大便不成形等不良反应。防治之法，于大队补精药中加入少量健脾理气之品，可防不虞之变。

八、疗效判定

（一）疾病疗效判定

（1）治愈　精液量达到 1.5mL 以上。
（2）显效　精液量较前增加 70%。
（3）有效　精液量较前有增加。
（4）无效　治疗后无变化或下降。

（二）中医证候疗效判定

（1）显效　主要症状明显减轻或消失。
（2）有效　主要症状减轻。
（3）无效　证候均无任何改善。

九、预防与调护

（1）注意节制性生活，切忌房劳过度。
（2）戒除不良饮食习惯，忌食辛辣厚味、油腻难消化的食物，戒烟戒酒。
（3）适量选择进食鱼、鳖、胎盘、虾、母鸡等血肉有情之品。
（4）积极治疗原发病如泌尿生殖道炎症、内分泌失调等。
（5）避免接触不良因素，如不洁性交、高温等。内裤应宽松，不宜穿紧身裤，不宜进行桑拿浴、蒸气浴。

十、临证提要

中医针对精液量过少的两大主要病机，临床治疗当以补虚扶正、疏通精道为主要治疗原则，补虚当分补肾精和益气血；疏通精道则需根据瘀血和湿热等病邪的性质不同，采取活血化瘀和清利湿热之法。西医治疗可针对垂体功能低下所致的性腺功能低下，以及根据内分泌激素的检查结果，给予相应的激素补充。常用的有 HCG、HMG 或两者联合应用，以及十一酸睾酮短效或长效制剂等。而对于大部分附属性腺感染的患者，在炎症得以控制后，射精量可恢复正常。治疗药物应根据前列腺液或精液的微生物学检测后选择药物敏感的抗生素。再者临床上对精液量异常的药物和手术治疗效果不尽如人意时，可借助辅助受孕技术。

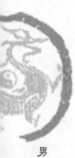

男性不育症的中西医结合诊疗

十一、难点分析

如因前列腺炎导致精液量过少者，治疗中因前列腺的特殊解剖结构，一般药物在前列腺内常达不到有效的生物浓度，因此抗生素的使用还应选择容易弥散入前列腺的药物，这类药物的特性一般为和血浆蛋白结合少的脂溶性碱性药物。由于近年来大量新型抗生素的滥用及耐药菌株的增多，给抗生素的选择带来了困难，临床中根据药敏结果联合使用呋喃妥因或利福平等药物，往往会带来意想不到的效果。部分附属性腺慢性炎症患者，在药物治疗后，虽然炎症得以控制，但精液量并未恢复正常，这可能与长期反复的炎症和修复，纤维化组织形成，腺体不可逆地失去了分泌功能有关，一般需依赖辅助生殖技术的手段来达到生育的目的。

第十节　免疫性不育症

一、概念

男性免疫性不育症是指有正常性生活且未采用避孕措施 1 年以上的夫妻，女方生育能力正常，由于血清或精浆中抗精子抗体阳性而致不育者。据 WHO 统计，原因不明的不育夫妇中，10%～30%为免疫因素所致。不育男性患者中有 6%～10%可在血清或精液中查到抗精子抗体。中医古籍中无此病名的记载，但可属中医学"无子""无嗣"的范畴。

二、病因病机

（一）中医病因病机

"肾藏精，主生殖"，肾为先天之本，脾为后天之本，与人体免疫功能密切相关，而其中与肾关系最为密切。本病以肝脾肾亏虚为本，机体正气不足，外邪乘虚入侵，不能祛邪外出，致使湿浊邪毒内蕴，日久形成血瘀，血瘀影响脏腑阴阳气血平衡，以致两精不能相搏而无子，湿热血瘀日久又损伤人体正气形成恶性循环，终致肝脾肾亏虚、湿热血瘀兼杂的虚实夹杂之证。

1. 脾肾亏虚

先天禀赋不足，后天失养，肾气虚弱，脾气不足，命门火衰，精失温煦导致不育。

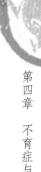

2. 肝肾阴虚

禀赋薄弱，或房事过度，或过服温燥助阳药石，肾阴耗损，肝肾阴虚火旺，精液受灼而凝。

3. 气滞血瘀

跌仆损伤、手术外伤均可导致瘀血内停；情志不畅，肝失疏泄，致肝气郁结，气滞日久血瘀，精窍被阻，精凝而不育。

（二）西医病因病机

对人体来说，精子具有抗原性。正常情况下，机体不会对精子产生免疫应答反应，因精子与机体的免疫系统被血-睾屏障所隔离，同时，精浆中的一些免疫抑制活性物质及生殖道免疫活性细胞亦能抑制生殖道内的免疫反应。但如果发生外伤手术、梗阻及感染炎症等因素，均可使精子或精子膜片段越过损伤的血-睾屏障，被自身的免疫系统识别，产生抗原抗体的免疫应答，引发抗精子抗体产生。抗精子抗体通过与精子发生凝集反应而影响精子的发育、成熟、获能、运动，从而降低精子活力和宫颈黏液穿透力，影响精子顶体反应，影响精卵结合，干扰受精卵的植入和着床，从而导致不育。

三、临床表现

本病患者有的无任何症状和体征，有的伴有睾丸炎、附睾炎、前列腺炎、精囊炎的症状体征；或由于损伤或感染引起睾丸萎缩；或有输精管吻合术或结扎术等病史。

四、诊断与鉴别诊断

（一）诊断要点

1. 中医辨证要点

（1）辨虚实　本病多为本虚标实之证。临床常见有肝气郁结，肝经湿热，气滞血瘀等实证，但脾肾亏虚等虚证也较为常见。

（2）辨病位　本病病位主要在肝、肾，其次在脾、肺。

2. 西医诊断要点

（1）询问病史　详问患者现病史，既往史，生殖系统感染史，其妻是否有多次胎停及流产史，有无睾丸活检史，输精管吻合术或结扎术等手术史。

（2）临床表现　可有原发病的症状和体征，或无临床症状。

（3）实验室检查　主要采用 WHO 推荐的抗精子抗体检测方法，混合抗球白蛋白反应实验或免疫珠实验。至少在一份精液样本中，发现有 50% 或 50% 以上的活动精子

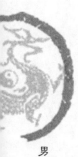

男性不育症的中西医结合诊疗

与被包有 IgG 或 IgA 乳胶颗粒或免疫珠结合，出现可动的混合凝集团可初步诊断。同时，这一诊断需经过精子宫颈黏液接触实验加以确证。

（二）鉴别诊断

本病应与精液不液化时精子形成的黏团物相鉴别，鉴别的依据是精子凝集试验为阴性。

五、治疗

（一）中医治疗

1. 治疗原则

本病多正虚邪实，治疗宜扶正祛邪，根据正虚邪实偏重的不同，治疗应有所侧重，标本兼顾。初期以祛邪为主，扶正为辅；后期扶正为主，祛邪为辅。免疫性不育症同其他类型的不育症一样，部分患者往往没有明显的症状，可通过舌脉等作为辨证的主要依据。

2. 辨证施治

（1）脾肾气（阳）虚证

证候：久婚不育，性欲减退，畏寒肢冷，腰膝酸软，疲乏无力，食少纳呆，小便清长，大便稀。舌质淡，苔薄白，脉沉细。

治法：温阳补肾，益气健脾。

方药：赞育汤加减。组成：人参、山药、肉苁蓉、菟丝子、紫河车、熟地黄、当归、枸杞子、桑椹、麦冬、龟甲胶、山茱萸、五味子。伴形寒肢冷、阳痿早泄者加蜂房、蜈蚣；小便清长、夜尿多者加乌药、益智仁。

中成药：右归胶囊。

（2）肝肾阴虚证

证候：不育，头晕耳鸣，腰膝酸软，或五心烦热，盗汗，或遗精，口干舌燥。舌质红少津，脉细数。

治法：滋阴补肾。

方药：大补阴丸加减。组成：熟地黄、龟板、山药、山萸肉、牡丹皮、生地黄、泽泻、知母、黄柏。伴遗精滑精者加金樱子、龙骨、牡蛎；精液有脓细胞者加知母、黄柏。

中成药：知柏地黄丸。

（3）湿热下注证

证候：婚久不育，精液质黄黏稠，小便不利，淋沥不尽或涩痛，口干苦，或少腹胀痛，小便黄，或阴囊潮湿。舌质偏红，苔黄厚腻，脉滑。

治法：清热利湿。

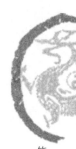

方药：利湿益肾汤加减。组成：萆薢、薏苡仁、土茯苓、车前子、山药、白术、肉苁蓉、牛膝。若湿热盛，尿频、尿急、尿痛者加黄柏、栀子；尿道灼痛者加茜草、青风藤。

中成药：龙胆泻肝丸。

3. 名医经验

名医徐福松教授认为，男性免疫性不育症的病位首在肝、肾，次在肺、脾，本为体虚，标为损伤或感染。病机在于先天不足，后天失养，以致肝肾亏虚，日久引动下焦湿热，湿热循肝经结于精道，气血运行不畅，日久精血瘀滞；或有局部损伤，伤及先天屏障，与湿热互结，精血瘀滞；或肺脾气虚，易于外感，邪热入于营血，归于精室，阻滞精道。本病的病理基础是免疫功能紊乱，其中以细胞免疫低下为主，体液免疫亢进为次，符合中医肝、肾、肺、脾之虚为本，湿热瘀血之实为标的病机。对于肝肾阴虚兼湿热型患者，多以滋阴降火、清利湿热的六味二碧散加减为主；肺脾气虚易感型，多以补肺健脾、理气清肠的参苓香连汤加减为主。

国医大师王琦教授认为男性免疫性不育症的病因病机多因先天禀赋不足，或后天失调，湿热蕴结，精室受扰，影响生殖之精，故致不育。采用益气敛精、滋阴凉血之法，改善过敏体质。自拟过敏康II号胶囊（由黄芪、牡丹皮、乌梅、黄芩、百合等组成）。其中黄芪益气扶正，调节机体免疫功能为君药，取"正气存内，则邪不可干"之意；黄芩清利湿热，两者合用改善患者生殖道的慢性炎症；乌梅收敛精气，百合滋阴清热生津，两者配合为临床常用的抗过敏组合中药。

4. 单方、验方

增精免疫汤：生地黄 12g，泽泻 10g，牡丹皮 6g，碧桃干 10g，碧玉散（包）15g，知母 6g，茯苓 10g，鳖甲（先煎）20g，牡蛎（先煎）30g，枸杞子 10g，车前子 10g，白芍 10g，每日 1 剂，水煎分 2 次服，适用于肾阴虚型。

5. 外治法

敷脐法：取人参 30g，茯苓、白芍各 15g，荆芥 10g，葛根 6g，生姜适量。前 4 味共研细末，每次取 6g，加生姜汁调敷，每日 1 次，热敷 30 分钟，本法能健脾益气。

6. 其他特色疗法

穴位贴敷法：取菟丝子、枸杞子、车前子各 30g，熟地黄、山萸肉、白芍各 60g，蜂蜜适量。将上药磨成粉状，用蜂蜜调为糊状，每穴取 5g 敷在 3～4cm 胶布上，贴于肾俞和气海穴上，3 天更换 1 次。

（二）中西医结合治疗

1. 抗生素治疗

男性免疫性不育症的发生大多数与生殖道感染有关。研究发现，抗精子抗体阳性者支原体和衣原体感染率显著高于抗精子抗体阴性者，可能会破坏血-睾屏障，使机体产生抗精子抗体。彻底治愈生殖道炎症有助于抗精子抗体转阴，抑制抗体形成。抗感染

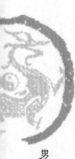
男性不育症的中西医结合诊疗

治疗越早、越及时越好，一般治疗期限1～3周。若女方也存在感染应同时治疗。

2. 手术治疗

明确生殖系统病变不能用非手术疗法治愈者，如附睾结核、精子肉芽肿、一侧输精管梗阻或一侧睾丸严重损伤等，则应选择病灶部位进行手术或切除。消除免疫反应的病灶有可能改善生育力。

3. 免疫抑制剂治疗

对经各种检查无明显器质性病因存在，而仅表现为抗精子抗体增高者，可考虑用免疫抑制剂治疗。

（1）泼尼松大剂量递减疗法　即第1个10天，每天3次，每次20mg；第2个10天，每天3次，每次10mg；第3个10天，每天3次，每次5mg，疗程为1个月。

（2）泼尼松小剂量持续疗法　每天3次，每次5mg，疗程为3个月。

泼尼松大剂量递减疗法临床效果优于小剂量持续疗法。

4. 精子洗涤与辅助生殖技术

精子通过洗涤可去除精浆中的抗精子抗体，并用洗涤过的精子做宫腔内人工授精，以达到受孕目的。当精子参数（浓度、形态、活动力）超过正常下限，而且免疫珠试验标记颗粒主要附着在精子中段和（或）尾部时，治疗效果满意。但当精子性状低于正常，免疫珠主要附着在精子头部或整个精子表面，或80%以上精子结合免疫珠标记时，治疗效果欠佳。对上述各种方法都无效者，可选用体外受精及胚胎移植等技术。

六、中医古籍治法精选

本病未见有中医古籍记载，可参考"无子""精冷""无嗣"等篇。

七、验案举隅

杨某，男，32岁，2016年7月6日初诊，婚后3年未避孕不育，其妻妇科检查结果正常。精液分析：取精3.5mL，pH 7.4，液化时间40分钟，浓度28.6×10^6/mL，PR 32.5%，NP 10.0%，正常形态精子4.1%，精液抗精子抗体阳性。生殖支原体阳性。查体：睾丸附睾大小正常，无精索静脉曲张。患者素无不适，纳寐可，二便调，舌质暗红边有瘀点，苔黄腻，脉涩。

中西医诊治策略：诊断为男性免疫性不育症，生殖支原体感染。辨证属于气滞血瘀，湿热瘀阻。治宜行气活血，清利湿热。方用血府逐瘀汤合程氏萆薢分清饮加减。

处方：桃仁10g，红花10g，柴胡9g，枳壳10g，当归10g，生地黄15g，赤芍10g，萆薢15g，车前子12g，石菖蒲6g，黄柏9g，茯苓15g，白术10g，川牛膝12g，28

剂，每日1剂，水煎服。阿奇霉素软胶囊1g，饭后顿服，每日1次。

二诊：药后轻微腹胀，余无明显不适，舌脉同前。复查支原体阴性。抗精子抗体阳性。上方去赤芍、当归，加黄芪15g、牡丹皮10g，继续服1个月。

三诊：无明显不适，舌质暗红，苔白腻，脉弦。复查精液浓度36.2×10^6/mL，PR 44.3%，正常形态精子4.7%，抗精子抗体阴性；继续用上方去黄柏、牡丹皮，调理1个月后配偶妊娠，足月顺产一女婴。

八、疗效判定

（一）疾病疗效判定

（1）治愈　配偶受孕。

（2）有效　虽未受孕，但治疗1~3个月后抗精子抗体检查转阴。

（3）无效　治疗3个月后抗精子抗体检查仍然阳性。

（二）中医证候疗效判定

（1）显效　主要症状明显减轻或消失。

（2）有效　主要症状减轻。

（3）无效　证候均无任何改善。

九、预防与调护

饮食有节，戒烟酒。少熬夜，适当运动，增强机体免疫力。注意自我保护，避免泌尿生殖系统损伤。注意预防泌尿生殖系统的感染。注意阴囊散热，不宜穿紧身裤。不宜桑拿浴。如果精子作为抗原引起女性抗精子抗体阳性而致不育，性生活应坚持使用避孕套，以减少精子抗原刺激。

十、临证提要

对男性免疫性不育症的诊断，首先要详细询问病史，并了解配偶的生育情况。在实验室检查方面，抗精子抗体检查要采用WHO推荐的方法，即混合抗球白蛋白反应试验或免疫珠实验。临证注意辨虚实，辨病位，无症状者可通过舌脉辨证或用专病专方。对有明确外伤或手术史者，可加入活血化瘀之品，如牡丹皮、红花、丹参等。对有泌尿生殖系统感染者，可同时配合抗生素治疗。对原因不明者，可采用免疫抑制剂如糖皮质激素治疗。

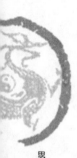

十一、难点分析

大量研究表明，抗精子抗体可影响受精的多个环节，目前对抗精子抗体的治疗仍存在争议。因为有些抗精子抗体阳性患者确实表现为不孕不育，尤其是宫颈黏液中抗体阳性者；而有些患者虽然抗精子抗体阳性却能自然受孕。是否会影响受孕可能跟抗原种类、抗体滴度和抗体所处部位等有关。有数据表明血清中抗精子抗体滴度与生育能力下降有关，抗精子抗体滴度高、持续时间长往往和疗效差、预后不佳密切相关。因此，检测血清抗精子抗体的滴度有一定的临床意义，可作为临床检测生育能力的指标。

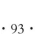

第四章 不育症与精液质量异常

第五章 不育症与生殖系统常见病

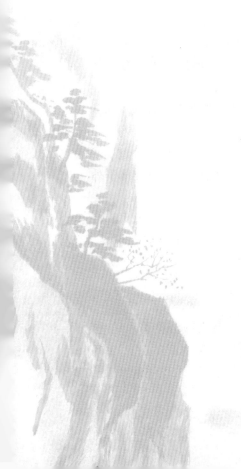

第一节　精索静脉曲张

一、概念

精索静脉曲张（varicocele，VC）是指精索蔓状静脉丛的异常扩张、伸长和迂曲，可出现阴囊疼痛不适及进行性睾丸功能减退。精索静脉曲张在青壮年中高发，正常男性人群发病率约为 15%，男性不育症患者发病率高达 35%～40%。精索静脉曲张患者就诊有两大原因：一是以临床不适症状为主，包括阴囊坠胀疼痛、阴囊潮湿及下腹部坠胀不适等；二是男性不育症患者的精索静脉曲张使精索静脉里的血液瘀积明显，局部温度升高，从而影响到睾丸、附睾的功能，影响精子的质量。1880 年英国 Barfield 首先报道了精索静脉曲张可致不育，1929 年 Macomber 报道双侧精索静脉曲张患者行精索静脉结扎可使生育力恢复。随着当前对男性不育症研究的不断深入，精索静脉曲张已被列为导致男性不育症的首位病因。

二、病因病机

（一）中医病因病机

中医学认为本病病位在阴囊脉道，为肝、肾二经所主。病因为先天禀赋不足，或后天寒凝肝脉、饮食不节、七情内伤、劳力过度等。

（1）外感寒邪或阴寒内盛，凝滞肝脉，肝脉气滞血瘀，络阻筋曲而成本病。

（2）劳累过度，中气受损，血行无力，旧血不去，新血不布，血运失畅，停而为瘀，引起血流瘀滞不畅；或过食肥甘，湿热内生，流注下焦，瘀滞脉络，遂生本病。

（3）情志不遂，肝气郁结，疏泄失司，气机郁滞，经脉瘀阻，经脉显露于外，遂成本病。

（4）恣情纵欲，肾阳亏虚，精血乏源，又因男子以精为本，以血为用，精血同源，故见筋脉失养，正如薛立斋所云："血者，水谷之精气，和调五脏，洒陈六腑，在男子则化为精。"或劳力过度损伤筋脉，筋脉弛缓不收，遂致本病。

（二）西医病因病机

（1）解剖结构　精索静脉丛由精索内静脉、外静脉及输精管静脉在阴囊内相互交通、盘曲形成。睾丸、附睾静脉形成的精索蔓状静脉丛，于腹股沟管内汇合成 1～2 条精索内静脉，在腹膜后继续上行，左侧精索静脉成直角进入左肾静脉，右侧精索静脉于右肾静脉下方约 5cm 处成锐角进入下腔静脉，直接进入右肾静脉者为 5%～10%。精索外静脉由提睾肌静脉组成，在腹股沟管外环处离开精索静脉丛，进入腹壁下静脉、腹壁上静脉、阴部浅静脉和阴部深静脉，最后汇入髂外静脉。输精管静脉在腹股沟管内环处随输精管进入盆腔，汇入髂内静脉。精索内静脉走行较长，如静脉瓣发育不良、受损或闭锁不全及静脉壁平滑肌或弹力纤维薄弱等，可造成其内压增加，血液回流受阻，则易发生精索静脉曲张。左侧精索静脉曲张发病率高的原因：①左侧精索静脉比右侧长 8～10cm，左侧精索静脉压大于右侧；②左侧精索静脉成直角注入左肾静脉，人类直立性体位使该静脉回流阻力加大，易反流；③尸解资料表明，人类左侧精索静脉瓣缺失率高达 40%，而右侧仅为 3%；④近端钳夹现象，由于左肾静脉位于腹主动脉与肠系膜上动脉之间，其静脉压增高可致左侧精索静脉压力亦升高；⑤远端钳夹现象，右髂总动脉可压迫左髂总静脉，使左侧精索静脉部分回流受阻；⑥左侧精索静脉可受到胀满的乙状结肠压迫；⑦精索静脉本身疾病，如提睾肌发育不良、精索筋膜松弛等。这种因解剖学因素和发育不良所致的精索静脉曲张称为原发性精索静脉曲张。原发性精索静脉曲张的病因，通常考虑为多因素作用的结果。腹腔内或腹膜后肿瘤，肾积水或异位血管压迫上行的精索静脉可引起血液回流不畅，尤其是肾肿瘤，除本身机械性压迫外，还可出现肾静脉或下腔静脉癌栓，导致单侧或双侧精索静脉曲张，称为继发性精索静脉曲张。

（2）精索静脉曲张导致不育的具体机制尚不完全清楚　40%不育男性存在精索静脉曲张，其中半数以上患者手术后精液质量有所改善。精索静脉曲张引起不育可能与以下因素有关：①精索静脉内血液滞留，使睾丸局部温度升高，生精小管变性影响精子产生；②血液滞留影响睾丸血液循环，睾丸组织内 CO_2 蓄积影响精子产生；③左侧精索静脉反流来的肾静脉血液，将肾上腺和肾脏分泌的代谢产物如类固醇、儿茶酚胺、5-羟色胺等带至睾丸，类固醇可抑制精子产生，儿茶酚胺可致睾丸慢性中毒，5-羟色胺可引起血管收缩，造成精子过早脱落；④左侧精索静脉曲张可影响对侧睾丸功能，双侧睾丸间静脉血管有丰富的交通支，左侧精索静脉血液中的毒素可影响对侧睾丸精子的产生。临床上对精索静脉曲张患者进行常规精液检查时发现多数患者精子数量减少、活力下降，未成熟和头部畸形精子数量增加，严重者可致无精。

三、临床表现

病情轻者可无症状，仅在体检时发现。有的患者因无意中触及阴囊内蚯蚓状包块而就诊。病情较重者可因局部静脉瘀血、扩张，刺激神经而出现阴囊部胀大、下坠和疼痛感，并可向会阴及腹股沟部放射，同时可伴有头晕乏力、腰膝酸软、阴囊湿冷，以及性功能障碍等症状。本病多见于 20～30 岁的青壮年，且多发于左侧，可出现阴囊下坠或睾丸疼痛感，于站立、行走、劳累时加重，平卧休息后减轻，可伴性功能障碍、男性不育，甚至出现睾丸萎缩。站立检查时可见阴囊肿大、睾丸下坠，静脉曲张成团如蚯蚓状，平卧或托起阴囊时曲张的静脉明显缩小或消失，站立时复发。精索静脉曲张较轻者，屏气等增加腹压时局部体征较为明显。精索静脉曲张可由腹腔内肿物压迫所致，又称为继发性精索静脉曲张。因此，对于平卧后曲张的静脉团仍不缩小者，应做进一步检查。

四、诊断与鉴别诊断

（一）诊断要点

1. 中医辨证要点

本病主导病机以瘀血凝滞、络脉受阻为基本特点。根据病因又有虚实之分，虚证为肝肾亏虚，气虚下陷；实证为寒凝肝脉，或湿热瘀阻。

2. 西医诊断要点

（1）一般检查　阴囊触诊可触及蚯蚓团块状的曲张静脉，站立时血管充盈，平卧后曲张征象减轻或消失。临床上将精索静脉曲张分为 3 度：①Ⅰ度，触诊不明显，患者吸气后屏气，并增加腹压（Valsalva 法），可在阴囊上方精索处触到曲张静脉。②Ⅱ度，可触到曲张静脉，但阴囊外观正常。③Ⅲ度，可见阴囊内曲张静脉如成团蚯蚓状，触诊更为明显。

（2）睾丸的大小与质地　精索静脉曲张越明显者睾丸相对越小，睾丸质地较软，提示生精小管也存在异常，这是睾丸功能不全的早期体征。正常睾丸体积下限为15mL，如睾丸体积低于 15mL 可影响精子的形成。Ⅰ度精索静脉曲张的睾丸体积平均为 18mL，Ⅱ度为 17mL，Ⅲ度小于 16mL。精索静脉曲张导致睾丸体积缩小，但一般不会低于 15mL。

（3）超声检查　利用多普勒超声技术，可以判断精索静脉中血液的反流现象。Hirsh 采用此方法将精索静脉血液反流现象分为三级：Ⅰ级精索静脉血液瘀滞，但无自发性静脉反流；Ⅱ级精索静脉发生间歇性反流；Ⅲ级精索静脉发生持续性反流。

（4）静脉造影检查　精索静脉造影是一种可靠的诊断方法。在局部麻醉下用Seldinger 法经股静脉插管至精索静脉进行造影，以观察精索静脉曲张情况。造影结果可分为三度，轻度：造影剂在精索静脉逆流长度达 5cm；中度：造影剂逆流至第 4 腰椎、第 5 腰椎；重度：造影剂逆流至阴囊内。

（5）精液检查　精索静脉曲张患者的精液特点是精子数目减少及精子活力降低，不成熟的精子数增多。精子成熟周期为 2～3 个月，如检出不成熟的精子则提示患者睾丸中精子在尚未成熟时已进入精液，可确定其睾丸功能异常。

（二）鉴别诊断

（1）继发性精索静脉曲张　由于精索静脉在回流途中受到腹腔内或腹膜后肿瘤、肾积水或异位血管压迫所引起，卧位后静脉曲张不减轻。

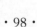

（2）阴囊血肿　患者多有阴囊外伤或手术史，阴囊肿胀伴皮色紫暗或瘀斑，压痛明显，与体位变化无关，穿刺可有血液，日久阴囊皮肤增厚。

（3）睾丸鞘膜积液　阴囊肿胀有波动感，与阴囊皮肤不粘连，睾丸不易摸到，透光试验阳性，穿刺可抽出透明液体。

五、治疗

（一）中医治疗

1. 治疗原则

根据本病病因有虚实之分，虚证为肝肾亏虚，气虚下陷；实证寒凝肝脉，或湿热瘀阻。治疗分别以补益肝肾，或补中益气，或温经散寒，或清热化湿为原则。

2. 辨证施治

（1）肝肾亏虚证

证候：患者阴囊单侧或双侧青筋暴露、坠胀疼痛，伴有头晕耳鸣、失眠多梦、腰膝酸软、体倦乏力。舌质淡，苔薄白，脉弦细。

治法：补益肝肾，活血化瘀。

方药：左归丸（《景岳全书》）加减。组成：熟地黄、山萸肉、山药、肉桂、菟丝子、鹿角胶、枸杞子、当归、杜仲、制附子、荔枝核、土鳖虫、枸橘。兼寒滞者，加附子、肉桂；兼湿热者，加黄柏、土茯苓清热利湿。

中成药：左归胶囊、龟龄集。

（2）寒凝肝脉证

证候：患者阴囊单侧或双侧坠胀不适，阴囊、阴茎、少腹及会阴部冷痛，形寒肢冷。舌质淡，苔薄白，脉沉细。

治法：温经散寒。

方药：当归四逆汤（《伤寒论》）合天台乌药散加减。组成：当归、桂枝、芍药、细辛、通草、甘草、大枣、乌药、木香、小茴香、高良姜、槟榔、青皮、川楝子、陈皮、香附。其虚证明显者，加炙黄芪、党参；疼痛难忍者，加丹参、延胡索。

中成药：当归四逆丸。

（3）湿热下注证

证候：患者阴囊青筋盘曲，时有灼热疼痛，阴囊微红，小便短赤。伴身重疲倦、胸腹脘痞，口中黏腻。舌质红，苔黄腻，脉弦滑。

治法：清热化湿。

方药：防己泽兰汤加减。组成：防己、泽兰、萆薢、土茯苓、蒲公英、柴胡、青皮、荔枝核、赤芍、牡丹皮、丹参、牛膝。阴囊肿物明显者，加乳香、夏枯草；湿热较重者，加苍术、木香。

中成药：龙胆泻肝丸。

（4）气虚下陷证

证候：阴囊坠胀不适，久立、久行、劳累后加重，形体消瘦，少气懒言，面色萎黄，体倦乏力，纳差便溏。舌淡胖，苔薄白，脉沉细。

治法：补中益气。

方药：补中益气汤（《医贯》）加减。组成：黄芪、当归、人参、炙甘草、陈皮、升麻、柴胡、白术。偏于寒者，可加桂枝温通血脉；偏湿热者，加薏苡仁、栀子清热利湿。

中成药：补中益气丸。

3. 名医经验

郭军教授辨治精索静脉曲张时，对于精索静脉曲张轻、中度患者，郭军教授会优先选择中医药辨证治疗，采用保守治疗效果显著。许多患者在病变初期，症状较轻，表现不明显，运用中医药调理，可有效地达到"既病防变"之目的，以防影响精液质量。郭军教授认为，瘀血既是本病的病理产物，又是本病的致病因素，提出治疗本病时均须加用或重用活血化瘀的药物，活血化瘀法贯穿于治疗始终，可以有效防止瘀血阻络，使肾失于营养从而生精功能受损而导致的不育症。

4. 单方、验方、土方

当归、肉桂、乌药、桃仁、延胡索各 9g，枸杞子 12g，小茴香 15g，沉香、橘核、川楝子各 6g，水煎服，每日 1 剂，15 天为 1 个疗程。

5. 外治法

病轻者，冷敷患侧阴囊，并用睾丸带托之。合并精索炎者，局部外敷青敷膏，每日换 1 次。黄芪、丹参、鸡血藤各 30g，小茴香 10g，红花、羌活各 10g，水煎，熏洗局部，每次 30 分钟，每日 2 次。

6. 其他特色疗法

（1）升麻芝麻茴香包猪大肠

方法：升麻 10g，黑芝麻 60g，小茴香 10g，猪大肠一段，将三味药放在猪大肠内，两头扎紧，加水适量煮熟，去小茴香、升麻及黑芝麻，调味后饮汤食猪大肠。有便秘者，可连黑芝麻食用。功效：适用于气虚血滞型精索静脉曲张患者。

（2）橘核益母草黑豆糖水

方法：橘核 15g，益母草 30g，黑豆 60g，加水 3 碗煎至 1 碗，加红糖适量。功效：适用于瘀阻脉络型精索静脉曲张患者。

（二）中西医结合治疗

1. 非手术治疗

无症状或症状较轻者，建议采用非手术疗法，如阴囊托带、局部冷敷及避免性生活过度造成盆腔和会阴充血。对轻度精索静脉曲张患者，无症状又不影响生育时可不予处理。

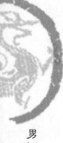
男性不育症的中西医结合诊疗

2. 手术治疗

症状严重已影响日常生活或经非手术治疗症状不缓解者，应行手术治疗。

（1）经腹股沟管下显微精索静脉结扎术　显微精索静脉结扎术是治疗精索静脉曲张的最佳方法，其较开放手术和腹腔镜手术有更好的精液质量改善作用和更低的术后复发率。由于腹股沟下精索解剖有动静脉细小和分支多的特点，对于操作者来说，经腹股沟下途径更具挑战性，更需细致耐心，因此，操作者要掌握熟练的显微外科手术技能。

手术适应证：精索静脉曲张不一定都影响生育力，精索静脉结扎术主要用于治疗不育患者。精索静脉曲张对生育的影响与病程有关，因此主张早期手术，最大程度减少精索静脉曲张对生育力的影响，特别是无症状的精索静脉曲张很少引起患者的重视。精索静脉曲张手术适应证仍无明确的统一标准，原则上有以下五点：①精索静脉曲张伴不育者；②重度精索静脉曲张患者；③双侧精索静脉曲张患者；④轻、中度精索静脉曲张伴精液质量低下或存在症状（如坠胀、疼痛），或睾丸缩小、质地变软；⑤青少年患者只限于严重精索静脉曲张、症状明显（持续疼痛）和同侧睾丸发育迟缓、体积缩小者。

并发症：由于该手术方式操作相对复杂，耗时较长，所以需要经过严格训练才能熟练掌握该技能。在各种手术方法中，腹股沟管下显微精索静脉结扎术最经济、有效。它可以更有效地保护淋巴管和动脉，术后并发症少，术后患者配偶受孕率也高于其他手术方式。常见的并发症有以下四点：①疼痛，由于对精索的牵拉作用，手术中腹股沟管下显微术式出现疼痛的机会多于腹股沟管内术式，而术后两者无差别。术前使用镇痛剂可以很好地缓解术中疼痛。腹股沟管内术式可以完整地保留腹股沟神经、减少疼痛，髂腹股沟神经在腹股沟管下分为数支，各分支比较细小，很难通过肉眼鉴别，因此腹股沟管下显微术式容易出现误结扎而导致疼痛。②睾丸鞘膜积液，是精索静脉结扎术最常见的并发症。其原因主要是手术过程中同时结扎了淋巴管。腹股沟管下显微术式治疗精索静脉曲张的睾丸鞘膜积液发生率仅为 1.2%，而非显微术式的睾丸鞘膜积液发生率则为 8.7%。③术后复发，腹股沟管下显微精索静脉结扎术后复发率极低。一项研究表明，腹膜后术式、腹股沟管下显微术式、腹股沟管内术式的复发率分别为 9.3%、0.9% 及 1.3%。④睾丸萎缩，研究发现误结扎精索内动脉发生睾丸萎缩的概率约为 1%，但精索内动脉的损伤和误结扎可损害睾丸生精过程，对大多数需通过手术治疗不育和改善精液质量的患者而言是非常不利的。

（2）经腹股沟显微精索静脉结扎术　一般认为经腹股沟途径更有利于保护睾丸动脉，而腹股沟下途径则术后疼痛较轻。

术后处理：术后适量口服抗生素，一般无须服止痛药。重度精索静脉曲张分离结扎血管后注意有无渗血，术后抬高阴囊既可减少水肿发生率，又有利于症状消失。2～3天后可以恢复轻微工作或活动。

并发症：术后常见的并发症主要有术后水肿、睾丸动脉损伤和精索静脉曲张复发。①水肿：是经腹股沟显微精索静脉结扎术后最常见的并发症，发生率为3%～33%，平均发生率为7%，淋巴管损伤或误结扎是引起水肿的主要原因。个别患者术后发生睾丸鞘膜

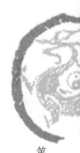

积液，数月后方可消退。②睾丸动脉损伤：术后睾丸萎缩或精子缺乏，多数是由于手术时结扎或损伤睾丸动脉引起。动物和人体实验研究表明，睾丸动脉结扎会很大程度地引起睾丸损害，尤其是不育症患者。亦有文献提出睾丸动脉被结扎，睾丸还有输精管动脉和提睾肌动脉供血，不致发生睾丸萎缩。尽量保护精索内动脉完整性，尤其对单个睾丸、青少年或不育的成年患者有利。③精索静脉曲张复发：精索静脉结扎术后复发率为 0.6%～45%，最常见于青少年患者。由于技术或解剖因素，漏结扎或不能同时处理精索内静脉系统以外的静脉，多数可引起复发。应用显微技术外环下途径处理所有的静脉，复发率较低。

六、中医古籍治法精选

《外科正宗》云："筋瘤者，坚而色紫，垒垒青筋，盘曲甚者结若蚯蚓。"《医宗金鉴》曰："盘曲若蚯蚓状者，名筋瘤，又名石瘤；微紫微红，软硬间杂，皮肤中隐隐若红丝纠缠，时时牵痛。"

七、验案举隅

张某，男，45 岁，1 年前，睾丸坠胀疼痛，痛引至少腹，站立行走则加剧，平卧减轻，确诊为左侧精索静脉曲张，现时情绪低落，头晕目眩，纳少乏力，舌质紫暗，脉虚而涩。辨证为气虚夹瘀。治以益气活血。

中西医诊治策略：补气药具有滋养作用，能够促进血液循环，增强机体免疫功能。活血祛瘀药可改善血液循环，促进组织因缺血、缺氧造成的损害修复。"气为血之帅，血为气之母"，该证型乃气虚无力推动血行，血滞而成瘀，故当补气活血。补气药与化瘀药合用，对于气虚型精索静脉曲张患者，治疗效果尤佳。

方药：炙黄芪 30g，茯苓 15g，白术 15g，甘草 5g，延胡索、柴胡各 10g，乌药 15g，土鳖虫 10g，石菖蒲 15g，牛膝 15g，郁金 10g。连服 20 剂后，患者睾丸坠胀疼痛减轻，再服 15 剂，睾丸坠胀疼痛完全消失。

八、疗效判定

经治疗后患者阴囊坠胀疼痛、潮湿及下腹部坠胀不适等症状明显减轻甚至消失，显示治疗有效。

九、预防与调护

（1）避免在高温、有毒的环境中工作和生活。
（2）生活规律，注意休息，保持心情舒畅，避免劳累。

（3）术后 3 个月内避免剧烈运动，节制房事，30 天内禁性生活。

（4）多饮水，多食用新鲜蔬菜、水果，多进食高维生素、易消化食物，忌烟酒及辛辣刺激性食物。

十、临证提要

精索静脉曲张的诊断主要依靠患者的主诉、体格检查及 B 超等检测手段。精索静脉曲张的病机多是肾虚、肝郁、血瘀，其中以肾虚为本，肝郁、血瘀为标，治疗主要从肝、肾着手，兼顾心、脾，以疏肝、补肾、活血为治疗原则，临证时注重舌脉辨证。

十一、难点分析

虽然中医药治疗可改善酸胀、疼痛等临床症状，西医手术可治疗精索静脉曲张。但针对精索静脉曲张导致的睾丸、附睾功能损伤，中西医治疗争议较大。

第二节　逆行射精症

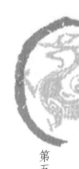

一、概念

逆行射精症是指在性交过程中，阴茎勃起正常，在性欲高潮时有射精动作和高潮感受，但精液不从尿道口向前射出，却逆向流入膀胱中，性交后尿液沉渣检测可见大量精子的一种病症。临床上可以分为不完全性和完全性逆行射精；病因上可以分为功能性逆行射精症和器质性逆行射精症。逆行射精症临床上并不少见，中国男性的发病率为 1%～4%，逆行射精症是导致男性不育症的原因之一。不育人群中逆行射精占 0.3%～2%，在无精症患者中比例高达 18%。逆行射精症在中医古代文献中无相关病名记载，由于逆行射精而无法将精液射入女方阴道所引起的不育，归属于中医学"无子""不育""淋证"的范畴。

二、病因病机

（一）中医病因病机

中医学认为逆行射精症的病位在下焦，涉及的脏腑有肾、肝、膀胱与精室，基本病机为精道不通。

（1）肾气亏虚，推动无力，膀胱失约，致精液逆行入里；或外伤或术后，瘀血阻滞。

（2）情志不畅，气机郁滞，血行滞涩；或寒邪侵袭，凝滞经脉，瘀血阻滞精窍，以致射精不循常道而逆入膀胱。

（3）饮食不节，偏嗜酒肉肥甘，聚湿生热，湿热蕴积；或感受湿热之邪，或外阴不洁，湿浊侵袭，蕴蓄为热，湿热下注遂成本病。

（二）西医病因病机

在正常性交时，由于性刺激而引起"射精中枢"兴奋，此时输精管、精囊、前列腺球海绵体和坐骨海绵体有节奏地收缩，使精液从输精管、精囊、前列腺、尿道排出体外；而逆行射精是性兴奋初期，位于尿道起始部的膀胱颈括约肌和尿道膜部括约肌都处于收缩状态，这样在两者之间形成了一个封闭的小空间，当射精开始后，精液从附睾、输精管、精囊、前列腺汇进前列腺尿道后而未进一步排入后尿道，导致部分或全部精液向上通过膀胱颈，逆行排入膀胱。

正常射精过程包括启动、泌精、射精和性高潮。精液自输精管壶腹、精囊腺、前列腺进入尿道前列腺部称为泌精；精液自尿道射出或逆入膀胱称为射精。射精需具备膀胱颈部肌肉和神经的正常结构及功能，其中肌肉包括尿道内括约肌、尿道外括约肌、坐骨海绵体肌、球海绵体肌及盆腔横纹肌等；尿道内括约肌具有丰富的肾上腺素能受体，受交感神经控制。正常射精过程分为精液泄入后尿道、膀胱颈口关闭（内括约肌）、尿道外括约肌松弛、后尿道的精液向尿道外口方向射出体外。当精液进入尿道球部，膀胱颈即可反射性关闭，同时尿道内括约肌收缩，从而防止精液逆流进入膀胱。任何干扰膀胱颈的解剖功能或阻断支配后尿道的交感神经，均可造成膀胱颈部和尿道内括约肌的功能失调，引起逆行射精。引起逆行射精有两种情况：一是膀胱颈麻痹无力；二是尿道膜部阻力增高，如严重的外伤性尿道狭窄或炎症性尿道狭窄。具体病因如下。

1. 先天性疾病

先天性疾病（先天性射精管开口异常、先天性宽膀胱颈、先天性尿道瓣膜或尿道憩室、膀胱憩室、膀胱颈挛缩等）引起尿道内口括约肌功能失调而致逆行射精；或先天性脊柱裂使膀胱颈关闭不全及尿道膜部阻力增加，影响了支配尿道的交感神经功能而致逆行射精。

2. 医源性损伤

①各种膀胱颈部和前列腺手术：经尿道前列腺电切术、经尿道激光前列腺剜除术等微创手术可引起逆行射精，经尿道的微创手术较耻骨上前列腺切除术有更高的逆行射精发生率。②胸腰部交感神经切除术、直肠癌切除术、腹膜后广泛淋巴结清除术及其他盆腔手术、盆腔淋巴结清扫、腹主动脉瘤切除术，导致神经根切除或损伤，使膀胱颈部关闭不全，发生逆向射精。③复合重组人骨形态发生蛋白-2前腰椎间融合术。④其他影响膀胱颈的手术。

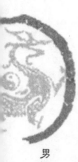

男性不育症的中西医结合诊疗

3. 机械性因素

外伤性及炎症性尿道狭窄由于尿道阻力增加，导致射精时精液受阻。外伤性骨盆骨折常可引起后尿道损伤导致狭窄，同时骨折又可破坏膀胱颈部的结构，致膀胱颈关闭不全造成逆向射精。另外，长期排尿困难亦可使膀胱颈部张力下降，导致关闭无力。

4. 药物因素

α-肾上腺素能受体阻滞剂降压药，如利血平、胍乙啶、丙戊酸钠、苯妥英钠、利培酮等，都可引起平滑肌收缩无力而出现逆行射精。

5. 其他疾病

胰岛素依赖型糖尿病引起的阴部神经损害，以致膀胱颈部功能失调，膀胱颈口关闭功能减弱，射精时不能同步收缩。脊髓损伤、膀胱结石、膀胱炎、尿道炎等使患者丧失排精能力或逆向射精，且发病率较高。

6. 特发性因素

原因不明。

三、临床表现

逆行射精症临床表现为性交过程阴茎勃起正常，在性欲高潮时有射精动作和高潮感受，但精液不从尿道口向前射出，却逆向流入膀胱中，性交后第一次小便尿液可见白浊，尿液沉渣检测可见大量精子。

四、诊断与鉴别诊断

（一）诊断要点

1. 中医辨证要点

（1）首当辨别虚实　凡逆行射精伴腰膝酸软、头昏耳鸣、神疲乏力等证候者多属虚证；而伴少腹、会阴疼痛不适，舌苔黄腻者多属实证。但临床常可见虚实夹杂证。

（2）次分阴阳　肾虚有阳虚和阴虚之不同，根据主症和舌脉加以区分。

2. 西医诊断要点

（1）病史　根据病史可以初步做出诊断，患者性交时有性高潮，且有射精感觉但尿道外口无精液射出，应怀疑存在逆行射精。从患者的病史中可以初步判断逆行射精的病因，病史的问诊包括发病与病程、婚姻及性生活史，精神、心理、先天性疾病史，手术及创伤史，服药情况和不良嗜好等。

（2）实验室检查　诊断逆行射精最简单的方法是化验患者射精后的尿液。应当注意的是，患者在射精前需彻底排空膀胱，射精后收集膀胱中所有成分（一般来说，射精后10～15分钟患者都能排出），射精后彻底排空膀胱，表明为射精后尿液。通过肉

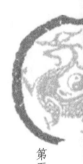

眼检查标本并注意是否有精液，测量并记录 pH，标本离心 5 分钟计算精子浓度和活动参数，初步估计进入后尿道精子的数目。如果射精后的尿液中有大量的精子，并且患者没有正常的射精，就可以诊断为逆行射精症。如果标本中没有精子，或是射精失败（无精液射出），或是逆行射精症，需要反复检查射精后的尿液以明确诊断。

为明确逆行射精症的病因，需要进行相关的血液检查，如血常规、肝功能、肾功能、血电解质、血糖、血脂、甲状腺功能、血浆皮质醇、性激素等。

（3）其他辅助检查　进一步明确病因，可做泌尿系统及生殖道超声、尿道膀胱镜、尿道膀胱造影等检查，可显示尿道内口扩大、膀胱颈口松弛、精阜增生、射精管异位开口等。部分患者可以做尿流动力学检查，以判断是否存在神经源性疾病。

（二）鉴别诊断

不射精症：不射精症和逆行射精症显示无精液排出体外的症状，但逆行射精症患者性交时有性高潮，且有射精感觉和动作，射精后尿液检查有精子存在；不射精症患者阴茎能正常勃起，能插入阴道，并在阴道内维持勃起及性交一段时间，但无性高潮出现且不能射精，亦无射精动作，性交后尿液检查无精子。

五、治疗

（一）中医治疗

1. 治疗原则

本病病位在肾、肝与膀胱，病因为肝郁、湿热、痰湿、瘀血、肾虚；基本病机为精道不通，或肾气固摄无权，精液藏泄失常，膀胱开阖失度。治疗当以补肾、疏肝、清热、活血为主。

2. 辨证施治

（1）肝气郁滞证

证候：性交时有射精感觉和动作但无精液射出，伴精神抑郁或头昏脑涨，胸胁满闷，嗳气纳呆，胁肋及少腹窜痛，舌质暗红，苔薄白，脉弦。

治法：疏肝解郁通精。

方药：柴胡疏肝散（《医宗金鉴》）加减。组成：柴胡、当归、白芍、白术、茯苓、炙甘草、生姜、薄荷、枳壳、陈皮、川芎、香附、路路通等。气滞血瘀者加桃仁、红花、牛膝；气郁化火者加牡丹皮、生地黄、黄柏。

中成药：逍遥丸。

（2）湿热蕴结证

证候：房事正常，但无泄精，房后尿液混浊，伴小便黄浊，淋漓不尽，阴痒潮湿、下肢困重，倦怠乏力，舌质红，苔黄腻，脉濡数。

治法：清热利湿通精。

方药：程氏萆薢分清饮加减。组成：萆薢、黄柏、车前子、茯苓、白术、苍术、土茯苓、石菖蒲、牛膝、丹参、桃仁、红花。肢体困倦沉重者加苍术、厚朴；脘腹胀闷者可加砂仁、枳实。

中成药：四妙丸。

（3）精道瘀滞证

证候：行房时玉茎胀甚，但无泄精，房后尿液混浊，伴少腹疼痛或会阴有压痛，舌质暗红，或有瘀斑，脉涩。

治法：化瘀行滞通精。

方药：少腹逐瘀汤（《医林改错》）加减。组成：川芎、五灵脂、当归、肉桂、赤芍、蒲黄、延胡索、川牛膝、红花、柴胡。瘀血盛者，可加制水蛭、路路通；少腹痛牵及腹股沟者，加四逆散；阴囊坠胀疼痛者，加全枸橘、柴胡。

中成药：血府逐瘀丸。

（4）命门火衰证

证候：性欲减退，形寒肢冷，面色苍白，头昏乏力，精神不振，腰膝酸软，小便清长，舌质淡，脉沉细。

治法：温肾壮阳。

方药：右归丸（《景岳全书》）加减。组成：熟地黄、当归、枸杞子、杜仲、山药、鹿角胶、制附子、肉桂、山茱萸、菟丝子、丹参。阴寒甚者加茴香、乌药、吴茱萸；腰酸重者，加牛膝、续断；脾阳虚，湿浊较重者，可加苍术、半夏。

中成药：肉苁蓉丸。

3. 名医经验

秦国政教授认为，逆行射精症属本虚标实，本虚以肾虚为主，标实以瘀血为要，并认为血瘀贯穿于疾病的全过程，是疾病发生发展中的一个重要因素，也是逆行射精症的病理产物之一。治疗强调益肾活血，应用益肾活血方（白芍、柴胡、桃仁、红花、当归、川芎、熟地黄、枳实、牛膝、桔梗、丹参、枸杞子、麻黄、石菖蒲、射干、地龙等）。

4. 外治法

主穴：太冲、三阴交；配穴：次髎、秩边。肖远辉报道针刺配合疏肝益肾、祛瘀通精之中药治疗功能性逆行射精症 25 例，针灸每天 1 次，药物每天 1 剂、水煎服，15 天为 1 个疗程，共治疗 2 个疗程，恢复顺行射精 17 例，有效率达 68%。

5. 其他特色治疗

日常饮食中，可以食用桃仁粥，将桃仁去皮、尖，研碎后，与大米共同煮成稀粥，待熟后再调入红糖即可食用，此法适用于瘀血阻滞之逆行射精症患者，生活中饮食要以清淡为主，营养合理，避免食用辛辣、烧烤类食物，包括桂皮、葱等。

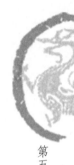

（二）中西医结合治疗

1. 药物治疗

（1）肾上腺素能兴奋剂　因膀胱颈部肌肉分布的受体以 α 受体为主，因而用 α-肾上腺素能兴奋剂可增强尿道内括约肌的收缩力，从而纠正逆行射精症。常用药物：盐酸麻黄碱、昔奈福林、丙米嗪、米多君、左旋多巴等。

（2）抗胆碱能药　抗组胺及抗胆碱能药物对降低副交感神经活性及相对增加膀胱颈部张力有一定作用。常用药物：溴苯吡胺、非尼拉敏等。

（3）对症治疗　糖尿病引起的逆行射精症首先治疗糖尿病；精阜及后尿道炎症引起的逆行射精症应予抗菌消炎治疗。

2. 手术治疗

因尿道狭窄引起的精液逆流可以通过手术方法治疗尿道狭窄，恢复正常射精。经尿道精阜切除术适用于精阜增生造成的机械性梗阻患者。膀胱颈憩室引起的逆行射精症，切除憩室后恢复顺行射精。尿道内口括约肌功能失调、膀胱颈口过宽等引起的逆行射精症，可以通过膀胱颈重建、膀胱颈旁吊带植入等手术使松弛而扩大的膀胱颈口收紧，重建尿道括约肌，恢复顺行射精。

3. 辅助生育技术在逆行射精症中的应用

对于无法用药物及手术改善，且同时有生育要求的逆行射精症患者，可以通过辅助生育技术解决患者的生育问题。这是治疗因逆行射精症而引起的男性不育症应用最广泛、受孕成功率最高的方法。由于尿液的低渗性和低 pH 对精子的存活率和活动力有明显损害作用，故患者可先服用碱化尿液的药物，如碳酸氢钠片等，理想的尿液 pH 为 7.5～8.5。在射精前，患者还应多饮水以使尿液稀释。射精后，尿液标本立即按照人工授精、体外受精胚胎移植术或卵质内单精子注射等辅助生育技术实验室标准程序处理。必要时可以选择附睾、睾丸穿刺取精做辅助生育治疗。

六、验案举隅

王某，男，27 岁，精液不从尿道口向前射出 5 年，既往性欲及勃起正常，性交后尿液沉渣检测可见大量精子。平时怕冷，腰酸痛胀，下肢乏力，纳可，寐安，二便调，舌质淡红，苔白，脉弦细、尺脉无力。

中西医诊治策略：诊断为逆行射精症。辨证为肝气郁滞证，治法当疏肝解郁通精。

处方：柴胡、当归、白芍、白术、茯苓、炙甘草、生姜、薄荷、枳壳、陈皮、川芎、香附，14 剂，水煎服。

服药 3 月余患者射精功能得到改善，腰酸胀痛消失，舌红，苔薄白，脉弦缓。

男性不育症的中西医结合诊疗

七、疗效判定

观察以患者精液从尿道口向前射出，紧张焦虑情绪消失为指标。

八、预防与调护

（1）避免不良的生活习惯，如长时间的忍精不射，或为了避孕而体外射精。
（2）避免药物的影响。
（3）肌肉锻炼，经常做收缩肛门肌肉的动作，从而预防逆行射精症。
（4）心理疏导，避免紧张焦虑情绪。

九、临证提要

逆行射精症主要依靠患者主诉及性交后尿液沉渣检测可见大量精子进行诊断，多数患者无明显不适症状，临证时注重舌脉辨证。

十、难点分析

中医治疗通过对全身状况的调理，虽可改善患者诸多症状，但不固定因素较多，效果欠佳，西药及手术治疗虽有一定疗效，但不良反应较多。若患者无生育要求，可不特意治疗，若有生育要求，也可选择人工授精的方式。

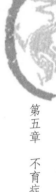

第三节　不射精症

一、概念

不射精症是指阴茎能正常勃起，能插入阴道并在阴道内维持勃起及性交一段时间，但无性高潮出现且不能射精的病症。大部分患者可有遗精，部分患者在手淫状态可射精。不射精症可分为原发性不射精症和继发性不射精症两种，如在清醒状态下从未有过射精，称为原发性不射精症；如曾有过在阴道内正常射精经历，以后因其他因素影响而出现不射精者称为继发性不射精症。不射精症是仅次于阳痿、早泄的第三大常见男性性功能障碍疾病，并且其发病率呈现不断上升的趋势，是造成男性不育的原因之一。隋代巢元方《诸病源候论》中有云："精不射出，但聚于阴头，亦无子。"唐代孙思邈《备急千金要方》曰："有能接，接而不能施泄。"清代赵献可《医贯》中有"久战而尚不泄"等记载，大部分患者由于长期手淫，自我刺激强度不断增大，待放入阴道后由于刺激不够而无法射精，从而导致不育。

二、病因病机

（一）中医病因病机

不射精症的病因病机复杂多端，主要与心、肝、脾、肾四大脏器功能失常相关，尤其是肝、肾二脏。

（1）肾为作强之官，主藏精，兼司射精，肾亏精关开阖失度为病机关键。

（2）"肝主疏泄""肾之封藏有赖于肝之疏泄"，肝的经脉"循股阴入毛中，过阴器"。

（3）肝肾气血、阴阳失调及痰湿瘀血、阻滞精道是本病的主要病机。其证有虚有实、虚实夹杂。

各种原因引起的气滞、湿阻、湿热、毒邪或外伤等均可导致窍道阻塞、精室不通而致不射精症。亦有患者恣情纵欲，房劳过度，肾精亏虚，欲射不能，思想无穷，所愿不遂，相火妄动，手淫频繁，耗损肾精；心火亢盛引动相火，下扰精室，精关不利；饮食所伤，湿热内蕴，客于宗筋，精窍闭阻；情志不调，肝气郁结，疏泄失职，精关不利，甚则阴损及阳，肾阳不足，阳痿不举，亦致射精不能。

（二）西医病因病机

正常射精是一个复杂的生理过程，是由中枢神经、外周神经、交感神经、副交感神经、性腺内分泌和泌尿生殖系统共同参与的复杂生理反射过程，如果该过程的任一环节发生功能性或器质性障碍，均可导致不射精症。

1. 不射精症发病的主要机制

①感受区的刺激不够，或是性感受区的刺激在传导过程中的减弱，导致正常的性刺激不能够激活射精中枢。②射精中枢处于抑制状态，正常的性刺激传导到射精中枢，不能够引起射精冲动的发放。③参与射精反射的肌肉收缩，抑制正常的肌电，没有引起射精肌群的收缩。

2. 引起不射精症的原因

不射精症的病因主要分为功能性和器质性两大类。

（1）功能性不射精症　①性知识缺乏，夫妻双方缺乏性知识，不知道如何性交，或者对性有恐惧心理（如女方害怕妊娠或疼痛）而限制男方大幅度、快速抽动，使男方不能达到射精的阈值导致不射精症。②精神心理因素，为常见原因，如对配偶不满意、夫妻关系不协调、思想压力大、性生活环境不佳等，均可使男方对性生活采取克制态度，长此以往会导致不射精症。③性疲劳或射精衰竭，性交或手淫过频容易造成脊髓射精中枢功能紊乱，引发不射精症。④长期手淫者可能会引起不射精症，由于手淫时的性刺激强度超过性交时的强度，射精中枢习惯于手淫的强烈刺激，可能在性交时达不到射精阈值。另外，由于传统观念的影响，手淫者通常有负罪感和羞耻感，也会对射精起抑制作用。

（2）器质性不射精症　①神经系统病变与损伤，如大脑侧叶病变、脊髓损伤，会引起不射精症。②医源性因素，如胸腰交感神经切除术、腹膜后淋巴结清扫术都能损伤神经，引起不射精症。③泌尿生殖系统局部病变，如精阜肥大、包茎或伴有包皮口狭窄的包皮过长，阴茎外伤、硬结、瘢痕、纤维化，严重尿道下裂等可引起不射精症。④内分泌异常，如糖尿病、垂体功能低下、甲状腺功能亢进等可引起射精障碍。⑤药物性因素，如抗高血压药、镇静安定药物或肾上腺素阻滞剂等，以及长期酗酒或吸食毒品，都会诱发不射精症。

三、临床表现

不射精症患者临床表现为阴茎能正常勃起，能插入阴道并在阴道内维持勃起及性交一段时间，但无性高潮出现且不能射精。

四、诊断与鉴别诊断

（一）诊断要点

1. 中医辨证要点

本病有虚有实，虚者在肾、在脾，或肾阴虚，或肾阳虚，或阴阳两虚，或脾虚及肾。实者在肝、在胃。临床多见虚实夹杂，如湿热下注证、肾虚血瘀证等。

2. 西医诊断要点

（1）病史　符合以下条件者可确诊：①在正常性刺激下不能射精；②性交时无性高潮及射精动作；③功能性不射精症有遗精，器质性不射精症无遗精。

（2）体格检查　应仔细检查阴茎发育状况，睾丸的大小、质地和有无触痛。

（3）实验室检查　血糖、内分泌激素测定，射精后尿液分析，前列腺液常规、尿液常规或细菌培养等。

（4）其他辅助检查　尿流动力学检查，B超检查双侧附睾、输精管及精囊；排泄性尿路造影，输精管、精囊造影，甚至 CT 或 MRI 检查，明确是否有先天畸形存在。

（二）鉴别诊断

1. 逆行射精症

逆行射精症与不射精症的共同点是性交时没有精液从尿道口射出。但逆行射精症者，性交中有性高潮，也有射精动作，而且在性交后第一次排尿时，尿内有黏液或白色败絮状物，尿液离心后的沉渣镜检可见大量精子。

2. 射精无力

射精无力即性交时，自觉阴茎抽动无力，精液似有泛出感而非射出。该病主要是由于射精时输精管、精囊、前列腺、尿道等处肌肉收缩无力而致。

3. 射精管阻塞

射精管阻塞患者性交时有性欲高潮表现，也可有射精动作，但无精液排出，亦无遗精史。

五、治疗

（一）中医治疗

1. 治疗原则

不射精症临床可按"实则泻之，虚则补之"的原则，实证以疏肝行气、祛瘀通窍、化痰利湿为主；虚证以补脾胃为主，如健脾益气，养血益精，或温肾助阳。虚而夹火者，则重在补虚，当以滋阴降火。如瘀血阻滞者，则属本虚标实，祛瘀的同时还当兼补肾气。

2. 辨证施治

（1）湿热壅阻证

证候：阳强不倒，交而不射精，心神烦乱，阴囊两股潮湿瘙痒，小便混浊，溺时涩痛，午后身热，舌质红，苔黄腻，脉濡数。

治法：清热利湿，理气开窍。

方药：龙胆泻肝汤加减。组成：龙胆草、黄芩、栀子、车前子、泽泻、生地黄、当归、柴胡、黄芩、甘草。阴部瘙痒，潮湿重者，可加地肤子、苦参、蛇床子以燥湿止痒；若湿盛困遏脾肾阳气者，可用右归丸合平胃散；若湿热久恋，灼伤肾阴，阴虚火旺者，可合用知柏地黄丸以滋阴降火。

中成药：龙胆泻肝丸、四妙丸。

（2）肝郁气滞证

证候：射精不能，情志不舒，精神紧张，或头昏脑涨，精神抑郁，胸胁满闷，嗳气纳呆，舌质淡红，苔白，脉沉弦。

治法：疏肝解郁，理气止痛。

方药：柴胡疏肝散加减。组成：柴胡、当归、白芍、白术、茯苓、炙甘草、生姜、薄荷、枳壳、陈皮、川芎、香附。见口干口苦，急躁易怒，目赤尿黄者，此为气郁化火，可加牡丹皮、栀子、龙胆草以泻肝火；若气滞日久，兼有血瘀之证者，可加丹参、赤芍药以活血化瘀。

中成药：柴胡舒肝丸、丹栀逍遥丸。

（3）精道瘀阻证

证候：阴茎勃起如常，交而不射，胸胁胀痛，睾丸会阴部刺痛坠胀，性交尤甚，心烦易怒，舌质紫暗，脉沉涩。

治法：活血化瘀，通络导滞。

方药：血府逐瘀汤加减。组成：柴胡、芍药、枳壳、甘草、桃仁、红花、川芎、当归、生地黄、赤芍、牛膝、桔梗、路路通。疼痛重者加金铃子、蜈蚣；烦躁易怒者，瘀久化热，加知母、黄柏。

中成药：血府逐瘀口服液。

（4）命门火衰证

证候：阴茎勃起不坚，交而不射，性欲减退，形寒肢冷，面色苍白，头晕乏力，精神不振，腰膝酸软，小便清长，夜尿频繁，精液稀少，舌质淡红，脉沉细无力。

治法：温补肾阳。

方药：右归丸（《景岳全书》）加减。组成：熟地黄、当归、枸杞子、杜仲、山药、鹿角胶、制附子、肉桂、山茱萸、菟丝子、丹参。阳虚重者，加淫羊藿、阳起石；气虚重者加人参、黄芪。

中成药：肉苁蓉丸。

（5）阴虚火旺证

证候：性欲偏亢，不能射精，口干咽热，失眠健忘，五心烦热，遗精，潮热盗汗，形体消瘦，舌质红，苔少或薄黄，脉细或沉细数。

治法：滋阴降火，通精利窍。

方药：知柏地黄汤加减。组成：熟地黄、山药、山茱萸、茯苓、牡丹皮、泽泻、知母、黄柏、石菖蒲、路路通。心烦不寐，夜卧不安等阴虚者加女贞子、墨旱莲；健忘、耳鸣重者加黄精、龟板以填精补髓。

中成药：知柏地黄丸。

3. 名医经验

郭军教授治疗不射精症经验：在治疗功能性不射精症时，郭军分型论治，尤重通络之法，精路畅通，精液才能得以排出。中药常用石菖蒲、路路通、王不留行三味，其中石菖蒲开窍祛痰、宁神，有抗抑郁及镇静作用，可缓解患者焦虑、紧张情绪。《神农本草经》谓其"开心孔，通九窍"，《本草汇言》言其为"通透五脏六腑十二经十五络之药也"。路路通果体多孔，微香行散，疏肝气、通经络，为通行管窍之药，《本草纲目拾遗》载其"通行十二经"。王不留行通经活血，有改善微循环

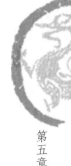

的作用,《本草求原》谓其有"利窍"作用,《本草求真》言"其性走而不守,不能以留其行也"。

4. 单方、验方、土方

取麝香 0.3g,敷脐心,本方适用于各种类型不射精症患者。

5. 外治法

针灸:取大赫、曲骨、中极、次髎、中髎、行间、太冲。每次取穴 2~3 个,留针 10~20 分钟,中间行针 1 次。5 次为 1 个疗程。耳针可选内分泌、肝、肾、神门、精宫等,按压。

6. 其他特色疗法

性感集中训练也适用于不射精症的治疗,目的是提高患者对性反应的自身感觉,充分享受性交的快感,减轻对性交的焦虑和恐惧。另外,为了加强对阴茎的刺激,可以通过事前手淫、调整性交频率和时间、改变体位、男方插入后女方收缩会阴肌群等,进一步诱导射精。

(二)中西医结合治疗

(1)穴位注射维生素 B_1　关元为任脉穴,三阴交为足三阴交会穴,肾俞为肾气输注部位,对以上穴位进行药物注射,可取得滋养六经五脏,温补元阴、元阳之功用。选用曲骨穴进行注射,根据现代医学研究可直接刺激腹下神经,兴奋输精管壶腹部、前列腺、精囊平滑肌,促使精液进入后尿道。球海绵体肌及坐骨海绵体肌产生有节律的阵挛性收缩,驱使精液的射出;维生素 B_1 可对以上穴位和神经起到刺激兴奋作用。

(2)中药联合绒促性素针　补肾通精方(淫羊藿 20g,鹿衔草 20g,枸杞子 15g,熟地黄 15g,杜仲 15g,菟丝子 15g,黄精 30g,天冬 15g,路路通 15g,王不留行 15g,丝瓜络 10g,柴胡 15g,紫苏、桔梗各 10g,地龙 10g,石菖蒲 6g),补肾壮阳、填精增液以治本,开窍活络、理气通精以治标。再加用药渣敷关元、气海、命门、肾俞穴,温通经络增强疗效。配合西药绒促性素针,增强性功能,提高性欲。

六、中医古籍治法精选

《薛己医案》提到,一男子阴茎或肿,或作痛,或挺纵不收;一男子茎中作痛,筋急缩,或作痒,白物如精随溺而下,此筋疝也。并用龙胆泻肝汤治之,皆愈。

七、验案举隅

韩某,男,25 岁,性交时无性高潮且不能射精 2 年,阴茎能正常勃起,既往性欲及勃起正常，能插入阴道并在阴道内维持勃起及性交一段时间。平时怕冷，腰酸痛胀，下肢乏力，纳可，寐安，二便调。舌质淡红，苔白，脉弦细、尺脉无力。

中西医诊治策略：诊断为不射精症。辨证为湿热壅阻证，治法为清热利湿、理气开窍。

方药：龙胆草、黄芩、栀子、车前子、泽泻、生地黄、当归、柴胡、黄芩、甘草，14 剂，水煎服。药后患者性高潮及射精功能也得到改善，腰酸胀痛消失，舌质红，苔薄白，脉弦缓。

八、疗效判定

痊愈：每次同房能在阴道内顺利射精者。有效：手淫、同房不能射精，但通过电动按摩能射精者。无效：手淫、同房、电动按摩均不能射精者。

九、预防与调护

（1）调节情志，避免不良精神刺激，保持心情舒畅，加强身体锻炼，增强体质。

（2）饮食有节，不宜过食肥甘、厚味及辛辣之品；避免使用有损性功能和易致不射精的药物。

（3）性生活方面，双方要互相理解、关心、体贴；房事时双方密切配合，不能互相责怪，防止性交中的精神过度紧张，避免过频的性生活和手淫习惯。

（4）阴茎包皮过长者，应尽早行手术治疗。

十、临证提要

根据临床所见，本病早期以性欲旺盛，阳强不倒，射精不能，遗精频繁为多，治疗以通窍利精为主，只要同房能够射精，其余诸证均可随之改善，本病后期则以性欲减退，阳痿难起，射精不能，遗精减少为多，治疗当以增强性功能为主，后治疗不射精症。

十一、难点分析

不射精症患者大部分都在性交时没有性快感、性高潮和射精动作，许多患者伴有精神压抑、失眠、夫妻感情不和等个人情绪问题。除了进行心理咨询，心理治疗同时配以指导性性生活技巧外，西医常用性激素、麻黄素及电动按摩作为治疗手段。虽然通过治疗后，许多患者在性生活中能够射精，使女方受孕，但仍有患者不能够自主射精。因此，治疗不能片面强调某一种药物治疗方法，应当注意中西医结合治疗。

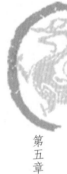

第四节　睾丸附睾炎

一、概念

　　睾丸附睾炎包括睾丸炎和附睾炎，由于附睾炎和睾丸炎常同时发病，不易区分，临床上又统称为"睾丸附睾炎"。睾丸炎是指肾子部的非特异性感染性疾病，在临床上，睾丸炎是以一侧或两侧肾子肿胀、疼痛，甚则牵及少腹胀痛为特征的一种病症。附睾炎是致病菌侵入附睾而引起的炎症，是阴囊最常见的感染性疾病。临床按其发病特点有急、慢性之分；按其感染性质不同有非特异性与特异性（如附睾结核等）之别。急性附睾炎以附睾迅速肿大、疼痛，且向同侧腹股沟放射为特点，常合并有恶寒发热、头痛头昏、全身关节酸痛等全身症状；慢性附睾炎多由急性转变而成，也有缓慢起病者，其主要症状为阴囊内坠胀、酸痛，附睾尾部或头部有硬结。20～40岁中青年多见，大约占附睾炎患者的70%。

　　附睾炎常继发于前列腺炎、精囊炎或尿道炎，容易伴发睾丸炎。中医学统称睾丸、附睾为"肾子"，本病属于中医学"子痈"的范畴。

二、病因病机

（一）中医病因病机

　　1. 病因

　　（1）感受湿热　外感湿热，内蕴肝经，或素嗜醇酒厚味、煎炒炙煿之物，损伤脾胃，湿热内生，终致湿热下注肾子；或外阴不洁、外阴创口，抑或导尿、手术的医源性创伤，使湿热之邪直接客于肾子而病。

　　（2）寒湿侵袭　肾虚内生寒湿，或寒湿外感，致寒湿注于外阴，客于肾子而成。

　　（3）跌打损伤　护肾子不慎，跌仆损伤肾子，或硬物撞伤肾子，使气血凝滞，经脉阻塞，如瘀血不能消散吸收，兼染邪毒，毒邪聚于肾子不去，也能化热酿脓。

　　2. 病机

　　（1）湿热下注　外感湿热火毒，侵犯肝经，随经循行，结于宗筋；饮食不节，嗜食肥甘厚腻，脾胃运化失常，湿热内生，注于厥阴之络；应用不洁尿道器械，外邪趁机而入，客于下焦，生湿化热；憋尿忍精不泄，浊湿瘀精郁而生热，宗筋气血不畅则肿，湿热煎熬，热盛肉腐则为痈，故见睾丸、附睾红肿热痛；湿热熏蒸于内，故见发热。

男性不育症的中西医结合诊疗

（2）寒湿凝滞　素体阳虚，复感寒湿，循经结于阴器，寒凝则血滞，痰聚则络阻；或病久不愈，阳气已伤，阳虚生寒，寒凝痰聚，故睾丸、附睾可触及硬结；痰阻脉络，气机不畅，故间有隐痛。

（3）肝气郁结　情志不调，肝气不舒，气机运行不畅，津血循行无力，生痰化瘀，痰瘀互结，瘀血化热，热盛肉腐，故睾丸附睾肿大、疼痛。

（4）外伤染毒　前阴者，宗筋之所聚，气血盈盛，一旦遭受外伤、手术等，则络伤血瘀，易染毒化热而酿脓，故见局部红肿热痛。

（二）西医病因病机

本病多为细菌感染引起，常见的致病菌有金黄色葡萄球菌、大肠杆菌、变形杆菌、肠球菌及铜绿假单胞菌，多是由于尿道炎、精囊炎、前列腺炎逆行感染而致病。因为附睾是一个管道系统，近端与睾丸相通，远端与输精管、精囊、前列腺、尿道等相连，所以外面的细菌容易顺着这条管道逆行侵入附睾或者睾丸。通常认为感染的途径有以下三条。

1. 精路逆行感染

尿道炎、膀胱炎、前列腺炎、精囊炎等，其致病菌经输精管道逆行进入附睾、睾丸导致感染；尿道内器械操作及长期留置导尿管等，细菌也可经精道传入附睾睾丸；前列腺切除术后因裸露的前列腺窝感染也可波及附睾及睾丸。

2. 淋巴蔓延

前列腺、膀胱、尿道和精囊腺病灶可循淋巴系统播散，如尿道黏膜损害时常可通过精索淋巴途径传播至附睾及睾丸。

3. 血行感染

远离附睾的病灶通过血运途径，将病原微生物传至附睾及睾丸，引起睾丸附睾炎。

三、临床表现

（一）症状

（1）急性期发病急，阴囊肿痛明显，站立时加重，可向腹股沟及下腹部放射。炎症较重者，阴囊皮肤水肿、发红，并可形成脓肿，常伴寒战高热、全身不适等症状，常并发膀胱炎、前列腺炎。

（2）慢性炎症患者常感一侧阴囊坠胀不适，并向腹股沟放射，有不定时的附睾肿胀疼痛病史。

（二）体征

（1）急性患者患侧阴囊红肿热痛、腹股沟处（精索）或下腹部有压痛，如已有脓

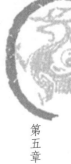

肿形成，患侧阴囊皮肤呈干性、变薄。发病早期肿大的附睾可与睾丸分开，但在数小时后两个器官即形成一硬块，精索亦水肿、增粗。

（2）慢性炎症常见患侧附睾尾部增大、较硬、有结节、轻度触痛，与睾丸界线明显，患侧输精管可有增粗、变硬。

四、诊断与鉴别诊断

（一）诊断要点

1. 中医辨证要点

本病尤其需要注重辨虚实，本病初期多表现为实证、热证；若失治或者误治，可转为慢性，多为虚证、寒证。

2. 西医诊断要点

（1）急性睾丸和（或）附睾炎　发病前或发病初期有尿路感染及急性睾丸和（或）附睾炎的典型症状及体征。B超可显示附睾和（或）附睾肿块及炎症范围。实验室检查：白细胞计数增多，核左移，中段尿细菌培养可呈阳性。

（2）慢性睾丸和（或）附睾炎　有急性睾丸和（或）附睾炎或慢性前列腺炎、精囊炎病史。阴囊部坠胀、钝痛，向同侧腹股沟区及少腹部放射。查体：睾丸和（或）附睾有硬结和触痛，输精管可增粗。B超提示睾丸和（或）附睾增大、内部回声不均匀。

（二）鉴别诊断

1. 睾丸扭转

睾丸扭转多发生在剧烈活动后，睾丸剧烈疼痛伴下腹部和腹股沟部疼痛，体温及血白细胞偶有升高。检查显示睾丸上移、压痛明显，附睾不在正常位置，而是在睾丸的前面、侧面或上方。将阴囊轻柔地托起到耻骨联合部位，阴囊疼痛非但不减轻，反而加重。

2. 精液囊肿

精液囊肿是指睾丸、附睾部囊性肿物，该病病史长，发展慢，肿物呈圆形，表面光滑，透光试验阳性，穿刺抽液可找到精子。

3. 睾丸肿瘤

睾丸肿瘤是指睾丸本身增大形成肿块，质硬不光滑，有沉重感。而慢性附睾炎一般仅有阴囊部坠胀、钝痛，肿块位于附睾头体或尾部。B超对其诊断有帮助。

五、治疗

（一）中医治疗

1. 治疗原则

本病为男科常见病、多发病。急性附睾炎一般来势凶猛，短时间内出现典型的局部症状，并且多数还合并有全身症状，此乃邪气亢盛之象，应以祛邪为主；慢性附睾炎表现为反复发作，多为虚实夹杂，应以扶正祛邪为法。

2. 辨证施治

睾丸为肾所主，足厥阴肝经循会阴、络阴器，故本病与肝、肾二经关系密切。通常本病实证多责之于肝，虚证多责之于肾，而虚实夹杂者则肝肾同病。临床上需谨守病机，按八纲、脏腑、三焦的辨证原则合理组方用药。

（1）湿热下注证

证候：一侧或两侧附睾肿胀疼痛拒按，腹股沟痛引小腹及阴囊灼热，皮色发红，恶寒发热，头痛，口渴，小便黄赤。舌质红，苔黄腻，脉弦数。

治法：清热利湿，解毒消肿。

方药：龙胆泻肝汤加减。组成：龙胆草、黄芩、栀子、车前子、泽泻、生地黄、当归、柴胡、黄芩、甘草。热重者加金银花、蒲公英以加强清热解毒之效；疼痛甚者加川楝子、延胡索以行气止痛。

（2）毒火壅盛证

证候：附睾肿硬剧痛，时有跳痛，阴囊红肿灼热，若已酿脓则按之软，指下有波动感，高热，口渴，小便黄少。舌红苔黄腻，脉滑数。

治法：清火解毒，消肿溃坚。

方药：仙方活命饮加减。组成：白芷、贝母、防风、赤芍、当归尾、甘草、皂角刺、穿山甲、天花粉、乳香、没药、金银花、陈皮。如红肿痛甚，热毒重者加蒲公英、菊花以加强清热解毒之功；痛不甚者减没药；血热者加丹参以凉血解毒；大热、大渴伤津者去白芷以防阴津更伤，重用天花粉并加玄参以清热生津。

（3）寒湿凝滞证

证候：睾丸坠胀隐痛，遇寒加剧，得热则舒，自觉阴冷囊缩或伴有腰酸，遗精。舌质淡红，苔白润，脉弦紧或沉弦。

治法：温经通络，散寒止痛。

方药：天台乌药散加减。组成：乌药、木香、小茴香、青皮、高良姜、槟榔、川楝子。如寒甚者可加肉桂、吴茱萸以加强温经散寒之功效；血瘀者可加桃仁、红花以活血祛瘀；痛甚者可加蒲黄、五灵脂以行气止痛。

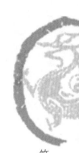

（4）肝气郁结证

证候：附睾硬结、疼痛，痛引少腹，伴胸胁苦闷胀满，时有叹息。舌度红，苔薄白，脉弦。

治法：疏肝理气，散结止痛。

方药：橘核丸加减。组成：橘核、海藻、昆布、海带、川楝子、桃仁、厚朴、枳实、延胡索、桂心、木香。痛甚者加白芍以疏肝缓急；热象明显者加黄芩、栀子以清利热邪。

（5）肾虚痛证

证候：附睾隐痛，时休时止，或有腰膝酸冷，滑精早泄，或有形体消瘦，遗精盗汗。舌质淡，苔白，脉濡缓。

治法：温补肾阳，行气止痛。

方药：金匮肾气丸加减。组成：地黄、山药、山茱萸、茯苓、牡丹皮、泽泻、桂枝、附子、牛膝、车前子。若结节明显者加鳖甲、浙贝母以软坚散结。

3. 名医经验

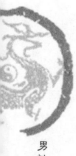

孙建明教授认为，随着诊疗技术的不断提高，附睾炎已被认为是可以在门诊治疗的常见病。本病只要经过准确及时的治疗，多可痊愈。临床需要注重外治，本病发病部位表浅，外治疗法可直接作用于患处，起效迅速。急性期外治药物可选用大黄、黄柏、苦参、白花蛇舌草、蒲公英等单味药及金黄膏、如意金黄散等复方药物，通过外敷、外洗、中药离子导入等方法作用于患处，可迅速改善症状，缓解红肿疼痛。慢性期可选用小茴香、肉桂、吴茱萸、胡椒等单味药及冲和膏、阳和膏、回阳玉龙膏等复方药通过热敷、外洗、坐浴等方法，以温经散结、化瘀止痛。

4. 单方、验方、土方

（1）复方酢浆草合剂　鲜酢浆草100g，松节油15mL，加水1500mL，煎至600mL，每日1剂，日服3次，治疗急性附睾炎。

（2）水调散　黄柏、煅石膏共研细末，过100目筛，用时用凉开水调和，涂在油纱布上，厚0.2～0.3cm，超出病变范围0.5～1.0cm，干则更换。

5. 外治法

急性期应卧床休息，用布带或阴囊托将阴囊托起，并做冷敷以减轻充血水肿和疼痛；慢性期可做热敷以促进血运。

（1）外洗法　急性期睾丸或附睾疼痛明显，阴囊红肿者，以马鞭草、马齿苋、败酱草、鱼腥草各30g煎水，候温浸洗并湿敷局部。

（2）外敷法　急性睾丸或附睾炎：①脓未成者，用金黄膏外敷，也可用马鞭草叶捣烂，和蜜糖适量调匀敷贴患处；脓成者可切开排脓，并用八二丹或九一丹药线引流，以金黄膏贴盖；脓已尽则用生肌散或生肌白玉膏外敷。②用玉枢丹2份，田七1份共研细末，用醋调敷患处，每日换药1次，以清热解毒消肿。慢性睾丸或附睾炎：①冲和膏外敷以温经通络散结。②睾丸冷痛者用小茴香 60g，荔枝核

15g，大青盐 60g 炒热置布袋内局部热敷，可温经散寒。③小茴香 30g，干姜 30g，四季葱 60g，净黄土 120g，大曲酒 45mL，先将小茴香和干姜碾细末，四季葱捣烂绞汁，次将黄土入锅内炒至变成褐色时，再倒入小茴香、干姜细末同炒，待香气扑鼻时，倒入葱汁和酒，拌炒片刻即取起备用。用纱布 4 层托药，对准痛处先熏片刻，待不烫时敷于阴囊外面，静卧勿动，待不痛时则去掉敷药，有温经散寒止痛的功效。

（3）坐浴疗法　①橘叶 15g，红花 10g，煎汤待温坐浴，每日 1～2 次，每次 15～20 分钟。②鱼腥草 60g 水煎后趁温淋洗阴囊，每日 1 次。③外洗 2 号方（上海市第七人民医院男科经验方）：苦参 15g，黄柏 10g，五倍子 10g，滑石 10g，蒲公英 30g，白芷 6g。用法：以水 600mL，煎至 200mL，适寒温，取无菌纱布，充分浸润药液后，轻洗患处数次后，将纱布敷于患处，每日 1 次。

6. 其他特色疗法

（1）针灸　①针刺三阴交、足三里、关元、曲骨、行间，每天 1 次，每次 30 分钟，均用泻法。②取患侧阳池穴，上置绿豆大艾炷，连灸 3 壮，每日 1 次，7 次为 1 个疗程，注意保护灸疮防止感染。

（2）泉水浴法　单纯温泉或氡泉水温 39℃，坐浴，每日 1 次，20 次为 1 个疗程，用于慢性附睾炎患者。

（3）理疗

1）小檗碱离子导入法：患者大便后用 1‰ 小檗碱 20mL 灌肠，然后以此药浸湿纱布置于会阴部，并连接在直流理疗器的阳极上，阴极敷于耻骨上，每次 20 分钟，每日 1 次，每 10 次为 1 个疗程。

2）超短波疗法：板状电极于患侧阴囊前后对置，间隙 1.5～2cm，微热量 10～15 分钟，每日 1 次，10～20 次为 1 个疗程，急、慢性睾丸附睾炎患者均可应用。

3）频谱治疗仪、远红外线、紫外线照射、磁疗等均可酌情选用。

（4）耳针

取穴：外生殖器、肾、肝、上屏等。

针法：强刺激，留针 30～60 分钟，间歇运针，每天针 1～2 次，注意严格消毒，以防感染。

（5）电针

取穴：中极、曲骨、归来、肾俞、足三里、八髎、三阴交、大敦、行间等。

针法：每次取 4～6 个穴位，躯干用脉冲电流，四肢用感应电流，每日 1 次，每次 30～40 分钟，急、慢性附睾炎患者均可运用。

（二）中西医结合治疗

睾丸或附睾炎多采用药物治疗。但急性睾丸和（或）附睾炎可累及睾丸或影响血运，部分导致睾丸缺血萎缩，甚至影响生育。所以，部分患者应及时配合手术治疗。

急性睾丸或附睾炎患者，如局部脓肿形成或因炎症水肿压迫引起睾丸缺血，尤其是单睾患者，可行手术治疗，包括附睾精索外膜切开术，以控制症状、降低附睾精索内压力和保护睾丸血运。如睾丸已经坏死或化脓，形成经久不愈的皮肤瘘，可行睾丸附睾切除术。对于这类患者，初期中医辨证为湿热下注，治以消法，以清热利湿为治则，方选龙胆泻肝汤、五味消毒饮等；术后早期，脓虽出，但肿势尚未局限，治以透托之法，以清热解毒、透脓排邪为治则，方选透脓散；及至脓出毒泄，创口开始修复，治以补托之法，以和营解毒为治则，方选托里消毒散。

对于睾丸或附睾慢性炎症反复发作形成的硬结，如患者没有生育要求，可行附睾结节切除术。术后早期，中医以清热利湿、祛瘀消肿为治则，后期则以补益气血为治则。

早期合理使用抗生素，以缩短病程，防止出现附睾结节。由于血睾丸附睾屏障的存在，抗生素较难在局部达到有效的杀菌浓度，使用时强调足时、足量、敏感的原则。

六、中医古籍治法精选

《外科证治全书》云："肾子作痛，下坠不能升上，外现红色者，子痈也。或左或右，故俗名偏坠，迟则溃烂莫治。"

七、验案举隅

胡某，男，28岁，因左侧睾丸疼痛不适3天就诊。刻诊：3天前手淫后出现上述症情，久站后症状加重，大便数天1行，舌质偏红、苔薄黄微腻，脉细数。查体：左侧睾丸红肿，肤温较高，B超示左侧附睾炎。

中西医诊治策略：诊断为左侧附睾炎。证属毒火壅盛型，治拟清热解毒法。方用仙方活命饮加减。

方药：金银花、浙贝母各10g，橘核15g，土茯苓、蒲公英、王不留行各30g，三棱、莪术各15g，栀子10g，延胡索15g。7剂，每天1剂，水煎服。另予大黄、黄柏、苦参、白花蛇舌草、蒲公英各30g水煎外洗，每晚1次。同时予以金黄膏通过外敷作用于患处，使其迅速改善症状，缓解红肿疼痛。

1周后复诊：患者述症情明显减轻，继续前方治疗2周后复诊，症状消失，B超示未见明显炎症。

八、疗效判定

（一）疾病疗效判定

治愈：炎症消失，B超显示未见明显炎症。有效：炎症好转，症情减轻。无效：治疗后无明显变化。

（二）中医证候疗效判定

显效：主要症状明显减轻或消失。有效：主要症状减轻。无效：症状都无任何改善。

九、预防与调护

（1）急性期宜卧床休息，用阴囊托或布带将阴囊托起，并可冷敷以减轻充血、水肿、疼痛。

（2）急性期禁止房事，慢性期节制房事。

（3）忌食煎、炸、燥热之品，戒酒。

（4）由于急性期附睾、睾丸肿痛剧烈，患者就诊时均非常紧张。医务人员要耐心向患者说明病情，帮助其分析病因，消除其顾虑心态，使其能更好地配合治疗。

（5）保持阴部卫生，减少感染机会。避免长时间留置尿管，防止逆行感染。避免睾丸外伤。避免不洁性生活史。

十、临证提要

本病为男科常见病，如治疗准确及时，一般效果良好。急性附睾炎经及时治疗，通常于1～2周内症状消失，但需4～6周附睾大小、硬度才可基本恢复正常。但如患者体质差，或失治、误治则可由急性转为慢性。慢性附睾炎易反复发作，可引起精道堵塞及附睾功能改变，从而影响生育，如双侧病变可导致不育。

十一、难点分析

睾丸、附睾是人体生殖系统的组成部分，附睾炎对人体的影响主要集中在对生殖功能的影响。急性附睾炎严重时，可因局部肿胀压迫精索，引起睾丸血供障碍，导致睾丸坏死、萎缩或生精功能障碍。由于目前医疗条件的改善，患者多能及时医，这种情况已较少出现。而慢性附睾炎因为附睾结节的形成，堵塞精道，引起无精子症，可以影响生育。所以，诊治附睾炎性无精子症及消除附睾炎性结节仍然是目前治疗的难点。

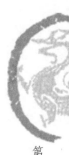

第五节　慢性前列腺炎

一、概念

慢性前列腺炎（chronic prostatitis, CP）是指前列腺在病原体或某些非感染因素作用下，患者出现以排尿异常、盆腔区域疼痛或不适等症状为特征的疾病。前列腺炎多发于中青年，约50%的男性在一生中的某个阶段会受到前列腺炎的困扰。前列腺炎一般分为四型：Ⅰ型，急性细菌性前列腺炎；Ⅱ型，慢性细菌性前列腺炎；Ⅲ型，慢性前列腺炎或慢性盆腔疼痛综合征；Ⅳ型，无症状性前列腺炎。前列腺炎迁延不愈可影响性功能，导致阳痿、早泄，直接影响性生活质量；对精液质量也有所影响，可使精液黏稠度增加，精液 pH 降低，抗精子抗体产生等，从而导致男性不育。

中医学并无前列腺炎这一病名，但根据其相关临床症状可将其归属于"淋证""精浊""白淫"等范畴。诚如《素问·痿论》说："思想无穷，所愿不得，意淫于外……乃为白淫。"

二、病因病机

（一）中医病因病机

本病多由于饮食不节，嗜食醇酒肥甘，酿生湿热，或因外感湿热之邪，壅聚于下焦而成；或由于相火妄动，所愿不遂，或忍精不泄，肾火郁而不散，离位之精化为白浊，或房事不洁，湿热从精道内侵，湿热壅滞，气血瘀阻而成。其病机演变初期往往以湿热为主，日久缠绵不愈时多表现出气滞血瘀之象，病久则损耗肾气可致"肾虚则小便数，膀胱热则水下涩"之虚实夹杂证型，或肾阴暗耗，可出现阴虚火旺证候，亦有火势衰微，易见肾阳不足之象。总之，慢性前列腺炎总的病因病机为肾虚为本、湿热为标、瘀滞为变。

（二）西医病因病机

前列腺炎的发病机制还不完全清楚，目前认为它不是一个独立的疾病，而是具有各自独特形式的综合性疾病或综合征。这种综合征各自有独特的病因、临床特点和结局，发病原因与感染（如尿道菌群失调引发的前列腺隐匿性细菌感染）、解剖（前列腺内尿液反流）、精神心理、氧化应激、内分泌（下丘脑-垂体-肾上腺轴功能异常）、神经系统（外周或中枢致敏）、免疫（自身免疫反应）等因素有关。

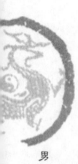

男性不育症的中西医结合诊疗

三、临床表现

慢性前列腺炎的临床表现颇不一致。有的毫无症状，仅在体检过程中偶然发现；而有的症状十分明显甚至难以忍受。有的症状单一，而有的症状复杂，表现多样化，可以两类或三类症状同时出现。

1. 尿路症状

尿频、尿急、排尿不畅或不适，尿道灼热，尿末涩痛，尿线分叉及尿末滴沥不尽等。或尿道口时有黏性分泌物，尿末或解大便时尿道口有白浊液体溢出。

2. 疼痛症状

时有少腹隐痛、耻骨上不适，或者见会阴、肛周、腹股沟、阴囊、大腿内侧及睾丸、尿道内有不适感或疼痛甚至抽搐，或有腰骶部酸胀，偶有射精疼痛。有时有急性发作，繁忙工作、重体力劳动、久坐、久骑自行车，或房事后，皆可使疼痛加重。

3. 性功能方面

早期可有性欲亢进，但持续一段时间后则转为性欲减退，举而不坚，坚而不久，或早泄、阳痿，或性快感下降、性厌恶等。

4. 精神、神经症状

患者对本病与性病的关系、尿末滴白、疼痛、性功能障碍、疾病预后等问题十分忧虑，悲观失望，久之常伴记忆力减退，思想不集中，伴有失眠多梦、精神萎靡不振、神疲乏力，久之可出现重度抑郁、自杀倾向等。

四、诊断与鉴别诊断

（一）诊断要点

1. 中医辨证要点

（1）湿热下注　尿频、尿急、尿痛、尿道灼热感，排尿终末或大便时偶有白浊，会阴、腰骶、阴囊、睾丸、少腹坠胀疼痛，阴囊潮湿，尿后滴沥，舌质红，苔黄或黄腻，脉滑数或弦数。

（2）气滞血瘀　病程日久，少腹、会阴、睾丸、腰骶、腹股沟坠胀隐痛或痛如针刺，时轻时重，在久坐、受凉时加重，舌质暗或有瘀点、瘀斑，脉多沉涩。

（3）肾阳亏虚　病久体弱，腰骶酸痛，倦怠乏力，精神萎靡，少腹拘急，手足不温，小便频数而清长，滴沥不尽，阳事不举，劳则精浊溢出，舌质淡，苔白，脉沉无力。

（4）肝肾阴虚　病程较久，尿后余沥，小便涩滞不畅，时有精浊，伴腰膝酸软，头晕眼花，失眠多梦，遗精早泄，五心烦热，口干咽燥。舌质红，少苔，脉沉细或细数。

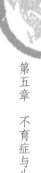

2. 西医诊断要点

慢性前列腺炎一般只需要根据病史（好发于青壮年，常呈慢性经过，多反复发作）、主要症状（下尿路症状、盆腔及周围疼痛）、部分并发症状（性功能障碍症状、精神神经症状）、前列腺液常规检查即可做出诊断，其他病因的诊断则主要为治疗提供一定的帮助。

（二）鉴别诊断

1. 前列腺增生症

前列腺增生症大多在老年人群中发病；尿频且伴有排尿困难，尿线变细，残余尿增多；B超、直肠指检可进行鉴别。

2. 慢性附睾炎（子痈）

慢性附睾炎主要表现为阴囊、腹股沟部隐痛不适，与慢性前列腺炎症状类似。但慢性附睾炎附睾部可触及结节，并伴轻度压痛。

3. 神经源性膀胱

当控制储尿和（或）排尿生理的神经系统出现病变时可以出现相应的排尿症状。这类疾病患者往往有中枢或外周神经系统病史，如脑血管疾病、脊髓损伤等中枢神经系统损害，糖尿病、盆腔手术等外周神经的损害，神经系统相关检查阳性，尿动力学检查有助于明确诊断。

4. 腺性膀胱炎

腺性膀胱炎主要表现为尿频、尿急、尿痛，镜下或肉眼血尿，亦可出现腰骶部酸胀，下腹胀痛，与慢性前列腺炎症状相似，明确诊断需要行膀胱镜加活检。

5. 间质性膀胱炎

间质性膀胱炎表现为下腹部疼痛，储尿期尤为明显，排尿后症状稍缓解，常伴有尿频、尿急，麻醉下膀胱镜检可见膀胱壁炎症及点状出血有助诊断。

6. 精索静脉曲张

精索静脉曲张常表现为阴囊坠胀疼痛，或可放射至双侧腹股沟区，症状与Ⅲ型前列腺炎相似，但查体常可触及曲张的静脉丛，阴囊彩超可明确诊断。

五、治疗

（一）中医治疗

1. 治疗原则

主张综合治疗，注意调护，辨证论治为主，临床以复合证型多见。要抓住肾虚为本、湿热为标、瘀滞为变的三个基本病理环节，分清主次，权衡用药。

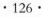

2. 辨证施治

（1）湿热下注证

证候：阴囊潮湿、尿道不适，口苦黏滞，小便发黄，舌苔黄腻，脉弦数。

治法：清热利湿。

方药：八正散加减。组成：车前子、瞿麦、萹蓄、滑石、山栀子仁、甘草、大黄。若小便不畅者，加金钱草以利水通淋；小便黄浊，舌苔黄腻者，加苍术、黄柏、薏苡仁以化湿热。

中成药：八正胶囊。

（2）气滞血瘀证

证候：会阴部胀痛不适，疼痛，尿频、尿急、尿不尽，舌苔紫暗，脉弦涩。

治法：活血化瘀，行气止痛。

方药：青泽汤加减。组成：丹参、泽兰、赤芍、桃仁、红花、王不留行、青皮、白芷、川楝子、小茴香、败酱草、乳香、没药。伴有小便黄浊、尿频尿痛者加滑石、苍术、车前子以利湿热。

中成药：前列通瘀胶囊、小金胶囊等。

（3）肾阳亏虚证

证候：会阴部隐痛不适，畏寒肢冷，小便清长，阳痿早泄，舌淡胖，舌苔薄，脉细弱。

治法：补肾壮阳。

方药：金锁固金丸合右归丸加减。组成：熟地黄、附子、肉桂、山药、山茱萸、菟丝子、鹿角胶、枸杞子、当归、杜仲、沙苑子、芡实、莲子、莲须、龙骨、牡蛎。

中成药：右归胶囊、苁蓉益肾颗粒等。

（4）肝肾阴虚证

证候：会阴部酸痛，小便不畅，尿频，尿细，胁肋部隐痛，口苦，夜寐欠安，舌红少苔，脉细数。

治法：滋补肝肾。

方药：六味地黄丸合二至丸加减。组成：熟地黄、酒萸肉、牡丹皮、山药、茯苓、泽泻、女贞子、墨旱莲。若灼伤肾阴，阴虚火旺者，可合用知柏地黄丸以滋阴降火。

中成药：六味地黄丸、河车大造胶囊等。

3. 名医经验

徐福松教授认为，慢性前列腺炎的病因病机甚为复杂。总的来说是肾亏于下，封藏失职；败精瘀浊，湿热下注，精室被扰，精关不固，而成本病。常见的原因是忍精和感染。前者多由青壮年相火易动，所愿不遂，精未泄出；或同房、遗精、手淫、惊恐等，忍精不泄，败精流注，精关不固，遂成精浊。后者多由肺脾素虚，容易感冒腹泻，引动下焦湿热；或包皮过长，藏污纳垢，或性交不洁，湿热内侵，流于精室，精浊混淆，精离其位，而成本病。其病机转化是病久伤及脾肾，脾气虚则湿愈难化，肾

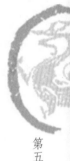

气伤则精易下泄，此为本病由实转虚的大致过程。肾虚是本，湿热是标，久病入络，血脉瘀滞，乃是进入慢性过程的病理反应。中虚是湿热伤脾的必然结果，或系素体脾虚所致，或由肾虚及脾之故。

本病虽有上述四证，但临床单独出现者少，虚实夹杂者多，其中肾虚兼湿热者最多，故常以菟丝子丸合萆薢分清饮加减施治，创方"萆菟汤"：粉萆薢 15g，菟丝子10g，茯苓 15g，车前子 15g，泽泻 10g，牡蛎 20g（先煎），枸杞子 15g，川续断 10g，山药 20g，沙苑子 10g，石菖蒲 3g，甘草梢 3g。

4. 单方、验方、土方

归贝母苦参丸加滑石出自《金匮要略》，"当归贝母苦参丸加滑石治男子小便不利"。一般用量为当归 10g，浙贝母 10g，苦参 10g，滑石 15g，每日 1 剂，煎服 2 次。本方适用于尿道灼热，易流分泌物的慢性前列腺炎患者。

5. 外治法

（1）热水坐浴　①水温 42～43℃，每日 1～2 次，每次 20 分钟。②五味消毒饮煎水坐浴，每次 20 分钟，每日 2 次。本法适用于热证患者。③野菊花、苦参、马齿苋、败酱草各 30g，延胡索 15g，当归 12g，槟榔 15g，加水煎至 1500～3000mL，坐浴 30分钟，每晚 1 次。未生育或有生育要求者慎用。

（2）栓剂塞肛　野菊花栓、吲哚美辛栓或前列安栓 1 粒，塞入肛门，每日 1～2次，连续 2 周。本法适用于肛门灼热之慢性前列腺炎患者。

（3）中药灌肠　赤芍 30g，牡丹皮 30g，天丁 30g，三棱 30g，紫花地丁 30g，黄柏 30g，败酱草 30g，川牛膝 30g，炮山甲 3g。中药水煎浓缩药液至 300mL，温度 40℃，早晚各 150mL 保留灌肠，10 天为 1 个疗程。

6. 其他特色疗法

（1）温针灸　选肾俞、关元、气海、膀胱俞、足三里、秩边、三阴交等，毫针平补平泻，每次 15～30 分钟，或使用温针灸，每穴灸 2 壮，每日 1 次，1 个月为 1 个疗程，本法适用于虚寒证患者。

（2）针刺　选用中极、关元、气海、次髎、中髎、下髎，行针刺治疗，毫针平补平泻，每次 15～30 分钟，每周 2～3 次，1 个月为 1 个疗程。或在上述治疗过程中加用电针，以患者能耐受为限。

（3）前列腺按摩　前列腺定期按摩，每周 1 次。有助于因炎症腺管阻塞的腺液排泄，以利于身体的康复。

（4）微波治疗　有经尿道和经直肠两种途径。一般采用微波治疗仪的频率为915MHz，治疗温度维持在 42～43℃，治疗时间为 60 分钟，可反复进行。

（二）中西医结合治疗

（1）对于以感染为主要症状的就诊者，可根据其细菌培养结果或支原体药敏结果选择敏感抗菌药进行治疗。但由于各种原因可能无法查出相关的致病微生物（如厌氧

菌、衣原体、纳米细菌等），则可以运用抗菌药经验性治疗 2 周，无应答时应停止。中医辨证分型多见于湿热下注或气滞血瘀证，可按以上相应证型使用中药治疗。

（2）对于下尿路症状（刺激性或梗阻性排尿症状）明显的就诊者，选用 α 受体阻滞剂、M 受体阻滞剂改善下尿路症状，或予特殊腔内治疗，饮食调整等。有明显感染症状，但不能培养出致病菌或反复培养未见致病菌者可尝试选用抗菌药物。如中医辨证属湿热下注证，合用八正散、程氏萆薢分清饮等，或合用针刺疗法。中成药可选用双石通淋胶囊、宁泌泰胶囊等。

（3）对于以器官特异症状，如疼痛（具体如会阴部，或外生殖器区，或小腹，或耻骨区，或腰骶及肛周疼痛或坠胀，尿后滴沥，或伴排尿刺痛，淋漓不畅，血精或血尿等）为主的就诊者，可选用 α 受体阻滞剂、5α-还原酶抑制剂治疗；会阴部或腰骶及肛周疼痛者，中医辨证多属气滞血瘀证，运用针灸治法疗效甚佳，故首选针刺疗法或使用中药血府逐瘀汤，或失笑散合金铃子散，或少腹逐瘀汤。

（4）对于社会心理症状（如焦虑、抑郁、失眠、多疑善虑等）明显的就诊者，可采取心理咨询、认知行为疗法或选用抗抑郁药、抗焦虑药。若中医辨证属肝郁气滞证，中药方选柴胡疏肝散或逍遥散，中成药可选用逍遥散。结合针刺、耳针疗法。

六、中医古籍治法精选

《丹溪心法》曰："人之五脏六腑，俱各有精，然肾为藏精之府，而听命于心，贵乎水火升降，精气内持。若调摄失宜，思虑不节，嗜欲过度，水火不交，精元失守，由是而为赤白浊之患。赤浊是心虚有热，因思虑得之；白浊肾虚有寒，过于淫欲而得之。其状漩白如油，光彩不定，漩脚澄下，凝如膏糊。治法：赤者当清心调气，白者温补下元，又须清上，使水火既济，阴阳协和，精气自固矣。"

《理虚元鉴》云："白浊、白淫，从新久定名。初出茎中痛而浓浊如膏，谓之白浊……外此有症非属虚，而湿热下注者，宜从丹溪治法。"

《血证论》云："又有败精为浊者……或由淫而精停，宜萆厘清饮。"

七、验案举隅

黎某，男，40 岁，因会阴不适 2 年余，加重伴尿道滴白 1 周就诊。刻诊：晨起尿道口白色分泌物多，伴小便余沥不尽，饮酒后症状加重，大便数天 1 行，舌质暗、苔薄黄微腻，脉细。曾多次查前列腺液示白细胞＋～＋＋。

中西医诊治策略：诊断为慢性前列腺炎。辨证属瘀热阻络型，治拟清热化瘀法。方用八正散加减。

方药：萹蓄 10g，瞿麦 10g，土茯苓、蒲公英、王不留行、芡实各 15g，三棱、莪术各 15g，栀子 10g，川萆薢 10g，延胡索 12g。7 剂，每天 1 剂，水煎服。

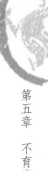

1周后二诊：患者述大便通畅，晨起滴白减少，尿不尽感有改善，但会阴、睾丸仍痛，舌暗、苔黄、脉细弦，仍以上方去芡实、栀子，加丹参、泽兰各 10g，黄柏、威灵仙、桑螵蛸各 12g。

续用前列安栓 1 周后复诊：患者述疼痛减轻，基本无滴白症状，以前方减桑螵蛸、威灵仙、黄柏，加毛冬青 10g，白芍、川楝子各 12g，续治 1 周后，诸症基本消失，前列腺液检查：白细胞 3～4 个 / HP。

八、疗效判定

（一）疾病疗效判定

临床控制：症状消失，前列腺液常规检查白细胞≤5 个 / HP。显效：美国国立卫生研究院慢性前列腺炎症状指数（NIH-CPSI）评分值减少≥16 分。有效：NIH-CPSI 评分值减少 5～15 分；无效：NIH-CPSI 评分值减少＜5 分。

（二）中医证候疗效判定

临床治愈：中医临床症状、体征消失或基本消失，证候积分减少≥95%。显效：中医临床症状、体征明显改善，证候积分减少≥70%。有效：中医临床症状、体征均有好转，证候积分减少≥30%。无效：中医临床症状、体征均无明显改善，甚或加重，证候积分减少＜30%。

九、预防与调护

（1）预防尿路感染。病体感染是引起Ⅰ型及Ⅱ型前列腺炎的主要原因，而尿路逆行感染是前列腺感染病原体的主要途径。慢性前列腺炎患者前列腺液中性传播病原体检出率较高，说明尿路感染与前列腺炎发病相关。

（2）调整生活方式。流行病学研究表明，长时间固定体位（尤其是坐位、骑跨位）、酗酒、运动量减少、长时间憋尿、频繁手淫是导致慢性前列腺炎发病的危险因素。

（3）锻炼身体，增强体质，提高抗病能力。

十、临证提要

慢性前列腺炎与男性不育症的关系密切，而感染性因素所致的慢性前列腺炎，此时前列腺液中含有大量细菌、支原体、衣原体等病原微生物，以及细菌毒素和炎性分泌物，炎症可波及邻近生殖器，如附睾、精囊等部位，从而会影响精子的成活率和活力，导致男性不育症。非感染性因素所致的慢性前列腺炎，从理论上而言，前列腺有

男性不育症的中西医结合诊疗

炎症时，前列腺内腺体分泌量可能减少，以致精液量减少，不利于精子的生存和活动；前列腺炎时，前列腺液中酶的活力下降，延缓了精液的液化时间，从而影响精液液化过程；前列腺炎时，精液的酸碱度可能会改变，从而影响精子的活力和成活率。但是诸多研究表明，慢性前列腺炎患者的精液质量与 NIH-CPSI 评分、前列腺液中的白细胞数量、卵磷脂小体数量等并没有明显相关性，故慢性前列腺炎是否会导致男性不育症，还要根据男科检查及精液常规分析综合评判，不能一概而论。有些男性不育患者患了前列腺炎后，忽略了其他导致不育不孕原因，包括男方、女方或者双方其他方面的检查，以致延误了正确的诊断和治疗时机。

十一、难点分析

中医治病强调辨证辨病相结合，慢性前列腺炎是一种病因复杂的男性疾病。本病为慢性疾病，病程长，需要长期治疗才能收到较好的效果，部分患者依从性差不能坚持，部分慢性前列腺炎患者药物治疗无效。因此，我们应该尽可能地完善相关检查，明确病因。对于部分因为需要长期反复就诊而依从性差的患者可以选择使用中成药或者汤药，每次 2 周的药量。对于药物反复治疗无效的患者建议物理治疗。

第六节　精　囊　炎

一、概念

精囊炎是男性生殖系统感染性疾病之一，是由致病菌或非致病菌引起的特异性和非特异性感染的良性或自限性疾病，多见于青壮年，对于顽固难愈和年老者，需做进一步检查，以明确诊断。

中医认为精囊炎是由外感湿热邪毒、恣食肥甘、色欲过度、劳倦体衰等原因所致。精囊炎属于中医学"血精症""血证"的范畴。临床上虽有虚实之分，但以虚证居多。根据临床观察，本病经正规治疗，一般能获效，预后良好。

二、病因病机

（一）中医病因病机

房劳过度是精囊炎的主要病因。其病机主要为湿热下注、阴虚火旺、脾肾亏虚和瘀血内阻。

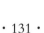

（1）湿热下注　不洁性交，泌尿生殖系统感染，外感湿热邪毒；恣食辛辣肥甘，损伤脾胃，内生湿热，均可导致湿热蕴结下焦，灼伤精室血络，迫血妄行，血与精出，诱发为本病。

（2）阴虚火旺　色欲过度，耗伤阴精，导致阴虚火旺，灼伤精室血络，因而发病。

（3）脾肾两虚　劳倦过度，久病年老，脾肾亏虚，气不能统血摄精，精血俱出，因而发病。此外，瘀血败精阻于精室，难以清除，往往使病情加重或缠绵反复。本病湿、热、瘀、虚并存，以慢性患者居多。

（4）瘀血内阻　因外伤损及会阴部，致下焦脉络损伤；或因七情内伤，气血瘀滞，瘀滞碍于精室。症见会阴部疼痛，精液呈暗红色，或杂有血块，舌质紫暗，脉涩，为瘀血内停之候。

（二）西医病因病机

精囊炎可分为急性精囊炎和慢性精囊炎，急性精囊炎多由于逆行感染所致，慢性精囊炎多为严重急性精囊炎或治疗不彻底所致。精囊炎常与前列腺炎同时发生。体内其他部位的感染灶，如牙龈炎、扁桃体炎、上呼吸道感染、消化道感染、盆腔邻近器官炎症等，通过血行及淋巴系统传播也会引起精囊炎。同时一些生活方式如酗酒、性生活过频等也可成为精囊炎诱因。

三、临床表现

精囊炎发病年龄多在 20～40 岁，主要临床表现为血精，精液颜色为暗红色，可伴有尿频、尿急、尿痛、射精痛、会阴部不适坠痛、发热等症状，常与前列腺炎并存。反复发作会导致焦虑、恐惧、阳痿，甚至男性不育。

四、诊断与鉴别诊断

（一）诊断要点

1. 中医辨证要点

精囊炎的临床主症为血精，因其病机有湿、热、瘀、虚之不同，故应详查寒热、阴阳、虚实之不同，一般热证者表现为精血鲜红，伴有阴囊潮湿瘙痒，小便黄赤，大便干结，舌红苔黄，脉弦滑而数；寒证者精色暗红，伴有小便清长，大便溏薄，舌淡苔白，脉细沉弱；阴虚者精血较鲜红，多形体消瘦，伴有五心烦热，舌红少苔，脉细数；阳虚者精血色淡，畏寒肢冷，舌淡苔白，脉沉细。年轻、体壮、初发者多为实证；年老、体弱、久病者多为虚证。年轻、体壮、实证者，病位多在心、肝；年老、体弱、虚证者，病位多在脾、肾。

男性不育症的中西医结合诊疗

2. 西医诊断要点

（1）精液常规是必要的检查，可见大量红细胞，精液呈暗红色，同时可伴有尿频、尿急、尿痛、会阴部不适等尿道刺激症状。

（2）精液细菌培养为阳性，血常规检查急性者可见血中白细胞明显增加。

（3）由于慢性精囊炎常合并慢性前列腺炎，前列腺液检查可排除前列腺炎的存在。

（4）有出血倾向者，应检查凝血酶原和促凝血酶原激酶。

（5）直肠指检可触及炎症期的精囊腺，肿大、质硬、压痛明显。

（6）影像学检查有直肠超声、CT、MRI等。直肠超声提示精囊的回声减低，短径较正常时显著增大（大于15mm），腺管明显扩张，血流也明显增多，同时可发现精囊腺内是否有结石、积脓或积血存在，精囊腔内出现强光团或强光点伴声影是本病的典型表现，可有效判断病程进展情况，据此制订有效的治疗措施。CT和MRI可进一步进行确诊，明确是否有精囊内结石存在，是否合并精囊内炎症或出血，同时可排除恶性肿瘤。

（7）尿道镜检查可见精阜呈炎性改变，有时表面呈颗粒状、肉芽肿样增生，并可见到有脓性分泌物或血性分泌物由射精管口流出。

（8）精囊镜检查　提示精囊炎患者精囊内可见新鲜或陈旧性血块，或咖啡样血性液。

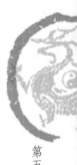

（二）鉴别诊断

精囊炎主要症状为血精，应和其他诱发血精的疾病相鉴别。

1. 前列腺炎

前列腺炎主要表现为尿路刺激症状，尿道滴液及会阴、下腹不适疼痛，因精囊与前列腺在后尿道精阜处相通，故精囊炎常与前列腺炎同时发生，单纯的慢性前列腺炎一般无血精，而前列腺液常规中可见卵磷脂小体减少，白细胞增多。

2. 精囊结核

精囊结核存在原发性结核疾病，主要表现为尿路刺激症状，下腹、会阴疼痛及血精，但直肠指检时，精囊结核患者可扪及前列腺，精囊内有浸润性硬结，多伴有附睾结核结节，结核菌培养可以鉴别其精囊炎性质。

3. 包皮系带断裂

同房时系带断裂可伴疼痛，伴鲜红血液，体检系带伴撕裂可鉴别。

4. 尿道肿瘤或前列腺及精囊肿瘤

尿道肿瘤或前列腺及精囊肿瘤比较罕见，行尿道镜检查可排除尿道肿瘤，CT及MRI可排除精囊及前列腺肿瘤。

5. 其他类型的血精

同房性生活兴奋过度，导致尿道细小毛细血管破裂，也可导致血精。

五、治疗

（一）中医治疗

1. 治疗原则

血精之治，当以清热、利湿、化瘀止血为治疗原则。

2. 辨证施治

（1）湿热下注证

证候：血精，精液颜色为暗红色，可伴有尿频、尿急、尿痛、射精痛、会阴部不适坠痛、发热等。舌苔黄腻，脉弦数。

治法：清热祛湿，凉血止血。

方药：八正散合萆薢分清饮加减。组成：车前子、瞿麦、萹蓄、滑石、山栀子、甘草、大黄、萆薢、苍术、土茯苓、石菖蒲、牛膝。火毒炽盛者，加金银花、连翘、黄柏、蒲公英等；血瘀凝块者，加蒲黄。

中成药：八正合剂、翁沥通胶囊。

（2）阴虚火旺证

证候：血精，腰酸，口干，尿频、尿急、尿痛、射精痛、会阴部不适。舌质红，苔少，脉弦数。

治法：养阴清热，凉血止血。

方药：大补阴丸合知柏地黄汤加减。组成：黄柏、知母、熟地黄、龟板、山药、牡丹皮、白茯苓、山萸肉、泽泻、知母。血热者，加大蓟、小蓟、仙鹤草等；君火亢盛、心火下移者，加生地黄、白茅根、竹叶等；心烦失眠者，加黄连、黄芩、柏子仁、酸枣仁、夜交藤等。

中成药：大补阴丸、知柏地黄丸。

（3）脾肾两虚证

证候：血精，面色㿠白，腰膝酸软，阳痿早泄，神疲乏力等。舌质淡，苔薄，脉细数。

治法：健脾补肾。

方药：固冲汤加减。组成：白术、生黄芪、龙骨、牡蛎、山萸肉、生杭芍、海螵蛸、茜草、棕榈炭、五倍子。血虚者，加阿胶、血余炭等；遗精早泄者，加莲子、金樱子、芡实等；腰痛者，加桑寄生、杜仲、狗脊等。

（4）瘀血内阻证

证候：血精、颜色紫暗，面色黧黑，小腹时有赤痛等。舌质紫暗，脉细涩。

治法：活血化瘀，活血止血。

方药：桃红四物汤加减。组成：当归、熟地黄、川芎、白芍、桃仁、红花。血瘀较明显者，加三七粉（冲服）；出血明显者加茜草、藕节炭、小蓟、大蓟、侧柏叶、白茅根等。

男性不育症的中西医结合诊疗

中成药：云南白药胶囊、三七片。

3. 名医经验

金保方教授根据"流水不腐，户枢不蠹"的原理，认为人体各器官的正常运行需要机体的新陈代谢来维持，任何一个环节失常都有可能导致机体各器官功能的失调紊乱，同样，正常排精对维持良好的生殖内环境意义重大。中医学认为精囊为"奇恒之腑"，每日都会产生一定量的精囊液，如果长期不同房，淤积的精囊液会变成新的病理产物，只会加重其炎症症状，不利于疾病的恢复。所以治疗本病应谨守理血、清源、固本之大法，兼顾旁证，涤荡陈旧瘀腐之物，兼能固护正气，条畅气机，运化脾胃，消补兼施，自然收获良效。

4. 单方、验方、土方

滑石粥（《太平圣惠方》）：滑石 20g，粳米 50g，白糖适量。制法与用法：将滑石磨成细粉，用布包扎，放入锅内，加水 500mL，中火煎煮 30 分钟，丢弃布包，留药液。粳米洗净放入煲内，再加水和石膏液，武火煮沸后文火煮成粥。粥成调入白糖，温热食用。每日 2 次，每次 1 碗。

5. 外治法

（1）中药保留灌肠治疗　每日 1 次，每次灌注 150～200mL 药液，保留 30～60 分钟。10 次为 1 个疗程。中药保留灌肠方：白花蛇舌草、蒲公英、败酱草、土茯苓各 20g，赤芍、王不留行各 10g，桃仁、酒大黄各 6g。

（2）野菊花栓塞肛治疗　每日 1 次，10 次为 1 个疗程。

6. 其他特色疗法

（1）针灸治疗　主要取肾俞、会阴，采用泻法，强刺激不留针，会阴穴用 26 号 4 寸毫针，直刺 2～3 寸深，当患者有酸重感时，提插 3～5 次后出针，不留针；肾俞穴用 28 号 2 寸针，斜向脊椎方向刺入 1 寸左右，待局部有酸重感时出针，不留针，每日或隔日针刺 1 次，10 次为 1 个疗程。

（2）穴位注射　先嘱患者排空小便，仰卧位，取曲骨穴进行穴位注射，注射深度 3～5cm（依患者胖瘦而定）。从曲骨穴进针，针管向上与腹壁呈 60°倾斜，使针尖指向会阴部。治疗期间禁止性生活，禁止饮酒。

（二）中西医结合治疗

1. 对症治疗

急性精囊炎治疗可参照急性细菌性前列腺炎治疗，包括支持疗法如卧床休息、静脉输液、中药坐浴等。

2. 药物治疗

选择敏感抗生素口服治疗，严重者可抗生素静脉输液治疗。

3. 手术治疗

如有脓肿形成者可行会阴穿刺抽吸减压或切开引流。精囊镜探查可以作为治疗慢性精囊炎的有效方法，具有创伤小、并发症少、恢复快、临床效果好的特点。

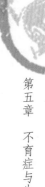

六、中医古籍治法精选

巢元方《诸病源候论》云："此劳伤肾气故也。肾藏精，精者血之所成也。虚劳则生七伤六极，气血俱损，肾家偏虚，不能藏精，故精血俱出也。"

张景岳《景岳全书》云："精道之血，必自精宫血海而出于命门。盖肾者主水，受五脏六腑之精而藏之，故凡劳伤五脏，或五志之火，致令冲任动血者，多从精道而出……但病在小肠者，必从溺出；病在命门者，必从精出。凡于小腹下精泄处觉有酸痛而出者，即是命门之病。而治之之法亦与水道者不同。盖水道之血宜利，精道之血不宜利。涩痛不通者亦宜利，血滑不痛者不宜利。若果三焦火盛者，惟宜清火凉血为主，以生地、芍药、牡丹皮、地骨、茜根、栀子、槐花及芩、连、知、柏之类主之。或约阴丸、约阴煎俱可用。若肾阴不足而精血不固者，宜养阴养血为主，以左归饮或人参固本丸之类主之。若肾虚不禁，或病久精血滑泄者，宜固涩为主，以秘元煎、苓术菟丝丸、金樱膏、玉锁丹、金锁思仙丹之类主之。或续断乌梅之属，亦所宜用。若心气不定，精神外驰，以致水火相残，精血失守者，宜养心安神为主，以人参丸、天王补心丹、王荆公妙香散之类主之。若脾肺气虚下陷，不能摄血而下者，宜归脾汤、人参养营汤、补中益气汤、举元煎之类主之。血从精道而出者，是即血淋之属，多因房劳以致阴虚火动，营血妄行而然。凡血出命门而涩痛者为血淋，不痛者为溺血，好色者，必属虚也。"

唐宗海《血证论》曰："前阴有二窍，一为水窍，一为血室之窍。血窍在女子则为胎孕之门，血窍在男子则为施精之路，故女子血室之血能由此崩漏而下。男子血室之血，亦能由此走泄而出"，又曰："胞宫乃肝所司，精与血皆藏于此。治血者必治其胞，治精者亦必治胞。胞为肝所司，故皆以治肝为主。"

七、验案举隅

陈某，男，30岁，2016年5月10日初诊。其为建筑工人，因从木架上跌落，骑跨于横木之上，会阴部红肿，尿血，经治疗后痊愈。但同房发现持续性血精，治疗无效。刻下症见精液中杂有血块，血色紫暗，腰痛，小腹憋胀，尿频、淋漓不尽，头晕耳鸣，心情急躁，脉弦，舌紫有瘀斑，苔白。

中西医诊治策略：中医诊断为血精症，西医诊断为精囊炎。辨证属精室血络受损，血外溢而瘀滞，致成瘀血性血精症。治疗以活血止血法，方用桃红四物汤加减。

方药：桃仁9g，红花9g，当归9g，白芍9g，熟地黄10g，川芎10g，牛膝9g，桂枝8g，茯苓9g，三棱9g，莪术9g，三七参9g，花蕊石10g。14剂，每日1剂，水煎服。

2016年5月24日复诊，患者症状消失，未见明显不适。

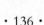

男性不育症的中西医结合诊疗

八、疗效判定

（一）疾病疗效判定

痊愈：临床症状消失，精液肉眼观无明显血精，颜色呈灰白、乳白或淡黄色；精液显微镜下检查未发现红细胞，治疗后房事3次以上未再发生血精。显效：临床症状减轻，精液肉眼观无明显血精；精液显微镜下检查红细胞较前减少70%。有效：临床症状减轻，精液肉眼观有血精；精液显微镜下检查红细胞较前减少不明显。无效：临床症状不明显减轻，精液显微镜下检查红细胞较前无变化或者增加。

（二）中医证候疗效判定

显效：主要症状明显减轻或消失。有效：主要症状减轻。无效：症状都无任何改善。

九、预防与调护

积极治疗原发病；养成良好生活方式；有节制的性生活；改变不良性生活方式，如忍精不射、体外射精等。

十、临证提要

（1）排出肉眼血性精液是精囊炎的主要特征。本病须与血淋相鉴别。排除污染性血精，如应用阴茎套试验。

（2）虚实夹杂是精囊炎的辨证要点，急性或新病以实证多见；久病或慢性者以虚证多见。虚为本，实为标。

（3）急则治其标，故急性或新病者以祛邪逐实为治疗要点，宜渗湿清热兼顾凉血止血。缓则治其本，故慢性或久病者以扶正养脏为治疗要点，宜益气养阴兼顾渗湿消瘀。

十一、难点分析

（1）血精是精囊炎的主要特征。当性交时出现血精应考虑到精囊炎。精囊炎和前列腺炎、后尿道炎常同时存在。因此，一次精液检查未发现红细胞并不能完全排除精囊炎诊断。

（2）应注意并非所有精囊炎患者都有典型的血精症状，有些患者以尿路症状和性功能障碍的某些症状为主，易造成误诊误治。

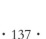

（3）对久治不愈并逐渐加重的血精患者，要警惕泌尿生殖系统肿瘤。

第七节　特发性男性不育症

一、概念

特发性男性不育症是男性不育的常见病因之一，是指男性不育症找不到明确病因，其影响生殖的环节可能涉及睾丸前、睾丸、睾丸后的一个或多个环节，目前倾向于与遗传或环境因素等相关。本病属于中医学"男子绝子""无子""无嗣""男子艰嗣"等范畴。

二、病因病机

（一）中医病因病机

中医认为特发性男性不育症多因肾精亏虚、房劳过度、饮食不节、气血虚弱、外伤、内伤七情等导致，病机可分为以下四类。

1. 肾精亏虚

先天不足，禀赋薄弱，或房劳过度，不知持满，温煦不足，导致男性不育。

2. 气血虚弱

气血亏虚，血不化精，导致不育。

3. 脾肾阳虚

肾阳不足，不能温煦脾阳；脾阳不足，不能运化水谷精微，导致不育。

4. 湿热下注

饮食不节、过食肥甘厚味之品、酗酒等使湿热之邪下注，烧灼肾精，导致不育。

（二）西医病因病机

暂找不到明确病因。

三、临床表现

本病患者表现为不育，可见倦怠乏力，纳食不香，腹胀闷，或腰膝酸软，阴囊潮湿等症。

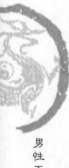

四、诊断与鉴别诊断

（一）诊断要点

1. 中医辨证要点

多数特发性男性不育症患者无明显症状，往往通过实验室检查才发现。肾虚是特发性男性不育症的主要病机之一，可见腰膝酸软等肾虚症状，也可见脾虚和气血亏虚等相关症状。

中医诊断可参照前述章节中少精子症、弱精子症、畸形精子症、死精子症、无精子症的中医辨证。

2. 西医诊断要点

（1）特发性男性不育症患者在临床中主要表现为特发性少精子症、弱精子症、畸形精子症、无精子症，有的同时具备前三者中的 2～3 种。

（2）对于特发性男性不育症，应该对该病患者进行详细而全面的检查，包括详问病史、详细的体格检查、三次以上的精液分析、免疫学检查、精浆生化分析、激素水平测定、睾丸活检、附睾穿刺、输精道造影、细胞遗传学检查、精子超微结构变化等方面。排除目前可知的所有因素后，方可诊断为特发性男性不育症。

（二）鉴别诊断

本病应与特发性少精子症相鉴别，特发性少精子症是指找不到明显病因，而精子计数小于 2000 万/mL 或每次射精的精子总数小于 5000 万的病症，患者无隐睾、睾丸炎、前列腺炎或精索静脉曲张，性功能正常，睾丸体积大于 10mL，附睾和精索无异常，第二性征正常，无全身性疾病。特发性男性不育症患者同样找不到明显原因，但精子计数及每次射精总数正常，两者从精液质量分析上可资鉴别。同理可与特发性弱精子症、特发性畸形精子症等相鉴别。

五、治疗

由于病因不十分明确，治疗理论均停留在假设基础之上，治疗没有针对性，效果有限，尚缺乏有效的手段，无特异性治疗方法，临床上也多称为经验治疗。联合用药或中西医结合综合治疗往往优于单一疗法。

（一）中医治疗

1. 治疗原则

中医治疗本病多讲究辨证论治，临床诸家多从肾论治，对于无证可辨者，多从肾精不足考虑。《石室秘录》提出治不育六法，曰："精寒者温其火，气衰者补其气，痰

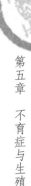

多者消其痰，火盛者补其水，精少者添其精，气郁者舒其气，则男子无子者可以有子，不可徒补其相火也。"此处指出了辨证论治的重要性。在治疗的过程中，应该辨证论治、辨精论治、辨病论治相结合，综合考虑多方面的因素，方能提高临床治疗的疗效。

2. 中医辨证论治

可参照前述章节中少精子症、弱精子症、畸形精子症、死精子症、无精子症的中医辨证治疗的方法。

3. 名医经验

徐福松教授对于特发性少精子症及其所致男性不育症的辨治经验独到，用药以中正平和、轻清灵动为主，并主张因证施治，崇尚全身治疗与局部处理相结合的个体化辨证，重视生活行为的指导和心理干预。徐福松教授认为男性不育症（精液异常类）的诊疗三原则是精浆异常与精子异常，以精子异常为主；精子异常中的数量与质量（形态），以精子质量（形态）为主；精子质量（形态）与精子自身免疫，以精子自身免疫为主。本病患者中久病，心情抑郁，心理障碍者在临床上司空见惯，故常须强调从心（脑）从肝（胆）论治，在药物治疗的同时，注重心理疏导，并要求患者配偶合作，以收相得益彰之效。

4. 单方、验方、土方

生精汤（孙建明教授经验方）。处方：熟地黄 10g，生地黄 10g，黄芪 10g，太子参 10g，续断 10g，枸杞子 10g，沙苑子 10g，茯苓 10g，皂角刺 30g，益母草 30g。水煎，分 2 次服，每日 1 剂。

5. 外治法

耳穴埋豆。常用穴位有肝、脾、肾、前列腺、外生殖器、膀胱、三焦、神门、交感等，常用王不留行子按压穴位，每次 2～4 穴，每 3 天 1 次，疗程 3 个月。

6. 其他特色疗法

针灸治疗，分述如下。

（1）特发性少精子症　体针选中极、关元、肾俞、气海、足三里、太溪、三阴交、脾俞，每次选用 3～5 个穴位针刺，得气后留针 40 分钟，每 10 分钟行针 1 次。或加灸法。

（2）特发性弱精子症　体针：肾阳不足证，取肾俞、志室、太溪、三阴交；气血两虚证，取脾俞、胃俞、足三里、三阴交。得气后留针 40 分钟，每 10 分钟行针 1 次。灸法：以命门、肾俞、关元、中极等为主，隔姜灸，以艾灸 3 壮为度。

（3）特发性少弱精子症　取关元、气海、百会、三阴交、足三里、阴陵泉、太冲、内关，毫针刺，采用提插和捻转平补平泻手法，得气后留针 40 分钟，每 10 分钟行针 1 次。

（4）特发性畸形精子症　肾虚证选命门、肾俞、中极、关元、气海或曲骨、三阴交、太溪、次髎，用补法；湿热下注证选中极、志室、阳陵泉、阴陵泉、三阴交、足三里，选用毫针刺，用泻法，隔日 1 次。得气后留针 40 分钟，每 10 分钟行针 1 次。

男性不育症的中西医结合诊疗

（二）中西医结合治疗

1. 抗氧化治疗

（1）左卡尼汀（levocarnitine）　是哺乳动物能量代谢中必需的一种天然存在的物质，临床适应证为防治左卡尼汀缺乏，随着左卡尼汀临床应用及研究的不断深入，其在提高精子活力、改善附睾功能、治疗男性不育症方面的疗效和安全性得到了广大临床医生的认可，已经成为目前男性不育症治疗领域的常用药物。

推荐用法：左卡尼汀口服溶液，每次 10mL（含左卡尼汀 1g），每天 2～3 次，3 个月为 1 个疗程，建议使用 3～6 个月。左卡尼汀片：每次 3 片（330mg/片），每天 2～3 次，3 个月为 1 个疗程，建议使用 3～6 个月。

（2）维生素 E　作为体内重要的脂溶性抗氧化剂，天然维生素 E 的生物活性高于合成维生素 E。维生素 E 作为脂溶性抗氧化剂和自由基清除剂，主要对抗生物膜上脂质过氧化所产生的自由基，保护生物膜的结构和功能。维生素 C 治疗也可提高精子密度、精子活力和正常形态精子百分比。

推荐用法：天然维生素 E，建议使用剂量为每次 100mg，每天 2～3 次，连续使用 3～6 个月。维生素 C，一次 100～200mg，每天 3 次。

（3）辅酶 Q_{10}　是机体内一种重要的脂溶性抗氧化剂和氧化呼吸链的重要辅酶，也一直用于临床治疗。

（4）乙酰半胱氨酸　也具有较强的抗氧化作用，可增加患者的精液量和精子活力，降低精液黏度。

（5）谷胱甘肽（glutathione）　有较强抗氧化作用，服用后可以到达精浆并在此浓缩。

（6）番茄红素（lycopene）　是类胡萝卜素的一种，作为强抗氧化剂，能猝灭单线态氧、清除自由基，防止脂蛋白和 DNA 受到氧化破坏。

2. 激素治疗

（1）雄激素　代表药物为睾酮。目前只采用小剂量的睾酮作为雄性激素补充疗法，如十一酸睾酮，每次 40～80mg，每天 2 次，进餐中间口服。

（2）抗雌激素药物　能够激发脑垂体释放黄体生成素和促卵泡激素，增加睾酮、降低雌二醇的水平，改善精液质量。抗雌激素药物是目前最早和最常用的治疗特发性男性不育症的药物之一，临床常用药物有枸橼酸氯米芬，每次 25mg，每天 1 次，连续口服 25 天，停药 5 天，3 个月为 1 个疗程；枸橼酸他莫昔芬（tamoxifen，TMX），每次 10mg，每天 2 次，口服。治疗期间应密切观察血清睾酮水平。

（3）促性腺激素药物　代表药物为绒促性素。其是一种黄体生成素类似物，可以刺激睾丸间质细胞分泌雄性激素，刺激精子的产生。目前临床上主要将外源性促性腺激素用于促性腺激素水平正常的特发性少精症患者，以改善其精子的生成。常用方法：

肌内注射 1000～4000 单位，每周 2～3 次，为促发精子生成，治疗需持续 6 个月或更长，若精子数少于 500 万/mL，应合并应用促性腺激素 12 个月左右。

（4）促性腺激素释放激素（GnRH） 能刺激黄体生成素或促卵泡激素合成及释放，从而刺激雄激素生成，也能促进生精功能。

（5）生长激素 是垂体分泌的激素，可以刺激机体释放胰岛素样生长因子-1（IGF-1），IGF-1 作为精子生成过程的自然分泌和旁分泌生长因子而起作用。此外，生长激素可作用于男性生殖道的蛋白质的合成，而精液蛋白质与精子发育成熟密切相关。

（6）芳香化酶抑制剂 其主要作用是抑制芳香化酶将雄激素转化成雌激素，调整雌激素-睾酮比例，以增加血清或睾丸内睾酮水平，促进精子成熟和精子数量增加，最终增加精子产生。代表药物如睾内酯，每天 100～200mg 口服治疗；阿那曲唑是第三代选择性非甾体类芳香化酶抑制剂，与睾内酯相比，阿那曲唑对改善精液参数及 T-E 的疗效相对较好，推荐剂量为每次 1 片（1mg），每天口服 1 次；来曲唑片，是一种非甾体类强效选择性第三代芳香化酶抑制剂，为人工合成的苄三唑类衍生物，推荐剂量为 2.5mg，每日口服 1 次。

3. 己酮可可碱治疗

己酮可可碱是甲基黄嘌呤衍生物，是一种非选择性磷酸二酯酶抑制剂，能阻断环腺苷酸转变为腺苷一磷酸。其作用之一是舒张血管平滑肌，故其可用于特发性男性不育症患者来改善睾丸微循环。己酮可可碱另一作用是通过调节第二信使环腺苷酸浓度，促进精子代谢及其他功能活动而增强受精力。

4. 其他治疗

α-受体阻滞剂可以使生精小管松弛，管腔扩大，腔内流动液体量增加，从而增加精子产生及活力，在一定程度上也可改善精液质量，用于特发性男性不育症的治疗。

六、中医古籍治法精选

《石室秘录》提出治不育六法，曰："精寒者温其火，气衰者补其气，痰多者消其痰，火盛者补其水，精少者添其精，气郁者舒其气，则男子无子者可以有子，不可徒补其相火也。"

《辨证录种嗣门》提到，"男无子者有六病：精寒为一、气衰为二、精少为三、痰多为四、相火盛为五、气郁为六"。

七、验案举隅

患者，29 岁，结婚 2 年，未避孕 1 年未育。女方未查及影响生育因素。患者形体稍胖，性生活时射精不畅快，平素常有神疲乏力、胸闷气短、大便溏薄，小便正常，

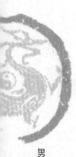

男性不育症的中西医结合诊疗

舌质淡，苔白，脉细弱。否认糖尿病、高血压等心血管疾病及外伤史、手术史。查体：生殖器官发育正常，无精索静脉曲张。查精液常规参数基本正常。

辨证属气血不足，治以益气养血生精。选方十全大补汤加减，方药：太子参、生黄芪各15g，茯苓、白术、熟地黄、煨木香各10g，薏苡仁20g，当归12g，白芍9g，川芎6g，肉桂3g（后下），炮姜2g，甘草5g。21剂后患者复诊，诉神疲乏力、胸闷气短改善。原方继服21剂，并加用聚精丸。一个半月后患者自诉症状有所改善，继服1个月后症状消失，基本痊愈。

按语：中医学认为，肾精亏虚，或脾胃失养，导致水谷运化及气血化生失常，阴阳互生功能减退，脏腑失却濡养。因此，本症患者常因性生活不适而心理负担较重，故常在大队的补益气血药物中小队配伍行气疏肝、活血温阳之品，以达到行气不耗气、补血不滋腻的目的。

八、疗效判定

可参照前述章节中少精子症、弱精子症、畸形精子症、死精子症、无精子症的疗效判定。

九、预防与调护

生活有规律，避免劳累，保持心情舒畅，避免放射性物质对睾丸的损伤。调节饮食，多食血肉有情之品，忌烟、酒、辛辣刺激性食物，注意营养，讲究卫生。禁止在43℃以上的热水中坐浴，不穿紧身裤，防止睾丸损伤。遵守医嘱，合理用药，避免间断用药。

十、临证提要

特发性男性不育症的诊断主要依靠精液分析，多数患者无明显症状，临证时注重舌脉辨证、气血辨证等。

十一、难点分析

特发性男性不育症由于病因难以明确，导致治疗手段没有针对性，临床多以经验治疗及基础治疗为主。

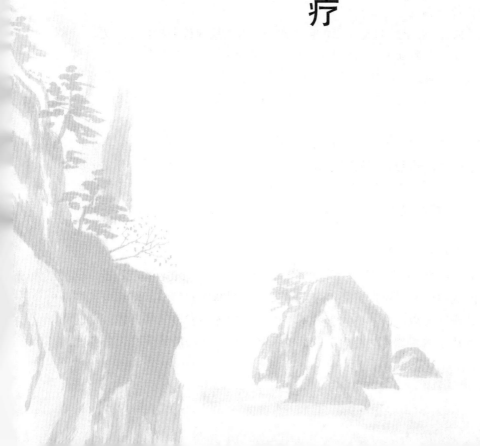

第六章 不育症的其他治疗

第一节　男性不育症的外科治疗概述

男性不育症的外科治疗手段根据精子的产生、精子的输送和精子的直接获取分为三大方面。

一、改善生精功能的手术

影响睾丸生精功能的因素有很多，部分因素通过手术可以解决。例如，精索静脉曲张可通过行精索静脉结扎的手术方式治疗；隐睾疾病可行隐睾下降固定术治疗；垂体瘤所致的高催乳素血症可行垂体瘤摘除术；甲状腺肿瘤致甲状腺功能亢进可行甲状腺切除术。本章节着重阐述精索静脉曲张和隐睾的外科手术治疗及垂体瘤摘除术。

（一）精索静脉结扎术

精索静脉结扎术是目前用于治疗精索静脉曲张的常用手术。目前临床上常用的精索静脉结扎的手术方式分为四类：传统精索静脉高位结扎术、腹腔镜下精索静脉结扎术、显微镜下精索静脉结扎术、经皮精索静脉栓塞术。

1. 传统精索静脉高位结扎术

传统精索静脉高位结扎术根据切口部位的选择可分为腹膜外法和腹股沟法。

（1）腹膜外法　取髂前上棘内侧两横指处做一斜切口，采取集束结扎的方式，由于结扎位置较高，有足够的侧支循环代偿，故对动脉的保留无严格要求，但是术后静脉曲张的复发率和未缓解率增高。另外由于淋巴管也被结扎，所以术后易并发鞘膜积液。

（2）腹股沟法　取腹股沟处做一斜切口，此切口入路位置表浅、解剖变异小、操作简单，较易完成，故而临床上使用较为广泛。但该部位静脉向远端走行分支形成逐渐增多，淋巴管较丰富，同时动脉分支也较多，并与静脉属支关系密切，若损伤则可能发生睾丸萎缩。如能借助手术放大镜则能更好地分离出静脉，并保留动脉血管和淋巴管。

2. 腹腔镜下精索静脉结扎术

随着腹腔镜技术的发展，腹腔镜下行精索静脉结扎的手术方式已被广泛推广。在腹腔镜下手术区域被放大，视野清晰，可同时处理双侧曲张的静脉，而且因其损伤小、恢复快、住院时间短，而被广大患者所接受。但因为腹腔镜的经腹腔入路的特殊性较传统的开放手术增加了腹腔内并发症的风险，另外在腹腔镜下腹膜后高位结

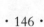
男性不育症的中西医结合诊疗

扎静脉时无法结扎从腹股沟管及下方穿出精索外筋膜的静脉，因此会增加术后静脉曲张复发风险。

3. 显微镜下精索静脉结扎术

显微镜下精索静脉结扎术以其术后复发率低、配偶怀孕率高等优势，目前被认为是精索静脉曲张治疗的"金标准"。显微镜下精索静脉结扎术通常选取外环口上方一横指处做一短切口，显微外科对手术的操作精细，能有效地保留睾丸动脉和精索淋巴管，减少睾丸萎缩和鞘膜积液的术后并发症，并彻底结扎精索内静脉，降低了术后精索静脉曲张的复发率。

4. 经皮精索静脉栓塞术

经皮精索静脉栓塞术也被称为精索静脉介入栓塞术。该方法利用介入技术，经股静脉插管至左肾静脉，进入精索内静脉，通过导管选择性地向精索内静脉注入吸收性明胶海绵、弹簧钢丝或硬化剂等栓塞物，从而达到闭塞曲张静脉的目的。该方法既可用于对精索静脉解剖结构的明确，又可以应用于精索静脉曲张的治疗。并且该方法减少了传统外科手术的痛苦和术后并发症。该方法的成功实施需要操作者熟练的介入技术作为保障。

（二）隐睾复位固定术

睾丸的适宜温度是低于体温 $3\sim4℃$，若睾丸未下降至阴囊，使睾丸长期在体温下生存，不但会增加睾丸癌变的风险，而且会使睾丸的生精功能降低，所以对于出生后睾丸未下降至阴囊内的男婴需要定期随访，观察或经内分泌治疗至 2 周岁仍未下降至阴囊者可行隐睾下降复位固定手术。

术前需要确定睾丸位置，制订手术方案，术中若无法分离出足够长度的精索，可先将隐睾置于腹股沟管外环附近，二期下降固定。需要注意的是，隐睾合并同侧腹股沟疝，术中要将疝囊一并处理。如果睾丸位置较高，术前评估无下降复位可能，可选择睾丸自体移植术。术中需要游离出足够长度的精索内动脉和静脉并离断，与腹壁下深动脉和静脉行端端吻合术，将睾丸移放至阴囊中。

（三）垂体瘤摘除术

垂体分为前叶和后叶，前叶分泌促卵泡生成素、促黄体生成素、催乳素、生长激素及促甲状腺激素，这几种激素与男性生殖功能息息相关，当垂体发生肿瘤时，可出现激素分泌异常、肿瘤压迫垂体周围组织和其他垂体前叶功能减退等表现。临床上常见的因垂体瘤导致的高催乳素血症，保守治疗无效后可行垂体瘤摘除术。

二、改善精子输送的手术

附睾管、输精管及射精管道的梗阻，尿道下裂，尿道狭窄，包茎（包皮口针孔

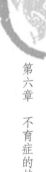

样）致使精子不能正常排出；或因阳痿、逆行射精导致精子无法正常排出，无法使精子正常运输到受精者体内，导致精卵无法结合，均可行外科手术进行治疗。

（一）输精管吻合术

输精管吻合术主要适用于输精管结扎术后再通及既往腹股沟区域手术导致的输精管梗阻患者。输精管吻合术主要采用显微镜下精微点对位吻合法，自 20 世纪 90 年代 Goldstein 首次报道显微外科精微点对位输精管吻合技术以来，该技术已广泛应用于临床，行此手术要求术者有一定的显微外科技术基础。

手术要点：吻合前要从睾丸侧输精管腔取几滴溢出液，显微镜下检查有无精子溢出，明确有精子溢出后再继续下一步操作；用微标记笔在输精管横断面的黏膜层和浆膜层的中间位置标记 6 个点，要求 6 个点分布在 2、4、6、8、10 及 12 点钟的位置，吻合时，用双针单丝尼龙线采取内进外出的方式首先缝合黏膜层，再用 6-0 单丝尼龙线 6～8 针间断缝合关闭浆膜层。

（二）输精管附睾吻合术

输精管附睾吻合术适用于附睾梗阻的患者，附睾梗阻最常见的原因是继发性附睾炎，因此我们要排除附睾梗阻伴发输精管道的梗阻，故在行此手术之前需要明确输精管远端是否通畅。目前改良后的纵向两针套叠式输精管附睾吻合术，已成为输精管附睾吻合的首选技术。

手术要点：沿附睾纵向缝两针，在两针之间纵向切开附睾管，吻合线内进外出穿过输精管壁，吻合完成后附睾管套叠进入输精管腔。

（三）射精管梗阻手术

射精管梗阻分为先天性梗阻和获得性梗阻，先天性梗阻包括射精管囊肿、米勒管或中肾管囊肿、射精管闭锁或狭窄；获得性梗阻主要由于感染、结石、损伤等引起。对于射精管梗阻引起的少精子症、弱精子症、无精子症患者，保守治疗无效时应选择手术治疗。目前临床常用的手术包括经尿道射精管切开术和经尿道精囊镜手术。

1. 经尿道射精管切开术

在精囊镜技术开展之前经尿道射精管切开术被认为是治疗射精管梗阻的最佳方法。

手术要点：将电切镜置入尿道，从精阜开始切除，同时用一根手指伸入直肠感觉切除的部位和深度，避免损伤直肠，当有大量混浊的液体从射精管溢出时，提示梗阻解除。术中要注意对膀胱颈和尿道外括约肌的保护，防止术后逆行射精和尿失禁的发生。

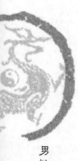

男性不育症的中西医结合诊疗

2. 经尿道精囊镜手术

随着内窥镜技术的发展，经尿道精囊镜手术已成为治疗射精管梗阻等疾病的新趋势。

手术要点：尽可能选择射精管自然腔道进入，避免经前列腺小囊戳孔进入而引起的继发梗阻，镜下找到精阜和前列腺小囊开口，然后在前列腺小囊两侧寻找射精管口，在导丝的引导下，通过射精管口进入精囊，观察双侧输精管壶腹及精囊病变情况，并根据病变情况给予相应处理，如囊肿切除、凝血块冲洗、钬激光碎石、可疑肿物取活检等。

（四）尿道下裂矫正术

尿道下裂是男性泌尿生殖系统较常见的一种先天性畸形，临床表现为尿道异位开口于尿道腹侧的任何部位甚至阴囊，并伴有不同程度的阴茎向腹侧屈曲畸形，在局部形成坚硬的纤维组织。成年男性由于射精时尿道异位开口导致射精方向的改变而使女方受孕能力下降。轻度尿道下裂无须特殊治疗；中重度尿道下裂可采取手术方式矫正。目前临床上多采用 Snodgrass 术及其改良术。尿道下裂矫正术适用于冠状沟型、阴茎体型及部分阴茎阴囊型尿道下裂患者。

手术要点：将扁平的尿道板背侧正中纵行切开，使其向两侧和腹侧游离、扩展，使其无张力包绕导尿管形成尿道，在愈合时依靠两侧切缘上皮细胞移行覆盖创面，避免了缝合后瘢痕形成而造成的狭窄，使成型后的阴茎头和尿道口更为美观，并且缩短了手术时间。

（五）阴茎假体植入术

重度阳痿患者因无法完成房事行为而导致女方不能受孕，这类患者经药物治疗无效后可行阴茎假体植入术。目前临床常用的是三件套可膨胀性假体。植入三件套可膨胀性假体，阴茎外观上接近生理疲软或勃起状态，并且隐蔽性好，植入者可随意按需操控勃起状态。

手术要点：通常选择经阴茎阴囊途径为入路，根据阴茎海绵体隧道的测量长度和扩张器的直径选择合适的圆柱体，将成对的圆柱体植入双侧的阴茎海绵体隧道腔，储水囊一般放置于耻骨后膀胱前的间隙，最后在阴囊正中最低位皮肤与肉膜之间分离出一小间隙用于放置泵，挤压泵观察各部件工作状况，各部件状况正常后缝合切口。机械故障和感染是主要的术后并发症，操作技术与细节处理的完善，是减少并发症的关键。

三、外科取精手术

（一）经皮附睾穿刺取精术

对于附睾梗阻不愿行精道重建手术或因多处梗阻失去重建手术机会的患者，可以直接行经皮附睾穿刺获取精子。

手术要点：穿刺前先行精索阻滞麻醉，将附睾固定在拇指和食指之间，紧绷阴囊皮肤，用 8 号蝶形注射针沿附睾头向附睾尾的方向刺入附睾头部，连接 10mL 注射器给予负压抽吸，将抽出的乳白色浓稠液体置入精子营养液中，并在镜下检查有无精子。

（二）经皮睾丸穿刺取精术

经皮睾丸穿刺既可抽取睾丸组织活检来明确诊断又可用来获取精子，故在临床上使用较为广泛，但是对于睾丸体积较小，通常小于 6mL 者不建议行此法。

手术要点：穿刺前行精索阻滞麻醉，用左手托起睾丸并固定，绷紧阴囊皮肤，使睾丸紧贴阴囊皮肤，穿刺点通常选择附睾对侧，用 8 号蝶形注射针刺入睾丸，连接 10mL 注射器给予不同方向反复负压抽吸，将抽出的睾丸组织冲入装有精子营养液的培养皿中碾磨，镜下检查有无精子。

（三）显微镜下睾丸切开取精术

显微镜下睾丸切开取精术适用于除 AZFa、AZFb 缺失外的各种非梗阻性无精子症患者，显微镜下操作提高了精子的获取率，使得克兰费尔特综合征患者及 AZFc 缺失患者有子代成为可能。

手术要点：熟练掌握显微外科技术是手术成功的关键，沿睾丸赤道轴切开白膜，尽可能避开血管，显露出生精小管，将显微镜放大 15～25 倍观察，剪取外观肥大、饱满、乳白色不透明的生精小管放入装有精子营养液的培养皿中，机械碾磨后镜下查找有无精子。若无精子则继续翻找可能存在精子的生精小管，直至寻遍每个生精小管后结束手术。

男性不育症的中西医结合诊疗

第二节　不育症与辅助生育技术

辅助生育技术（assisted reproductive technique，ART）是指通过医疗辅助手段帮助不育夫妇获得妊娠的技术，主要包括人工授精（artificial insemination，AI）、体外受精胚胎移植术（in vitro fertilization and embryo transfer，IVF-ET）、卵质内单精子注射（intracytoplasmic sperm injection，ICSI）、植入前遗传学诊断（preimplantation genetic diagnosis，PGD）/植入前遗传学筛查（preimplantation genetic screening，PGS）、卵母细胞体外成熟培养技术（in vitro maturation，IVM）和线粒体置换技术。PGD/PGS 又可统称为植入前遗传学检测（PGT）。其中前四项均可运用于男性不育症的治疗。

一、男性不育症辅助生育技术的选择

选择辅助生育技术的原则，可依循从简单到复杂、从侵入性小到侵入性大、从经济适用到费用昂贵的原则。从男方因素来考虑辅助生育技术的方式，可以依据精子质量、精子数量等参数来决定。

（一）常规精液检查

精液精子的浓度、精子活动率、精子前向率、精子正常形态率可以作为评估精液质量的标准，也可以作为选择辅助生育技术的依据。

1. 人工授精适应证

（1）夫精人工授精适应证　男方轻度少精子症或弱精子症、精液液化时间延长者可以施行人工授精。女方宫颈因素影响精子进入宫腔；男女双方因为生殖道畸形或心理因素导致性交失败，或精液不能以自然的方式进入女性生殖道者；免疫性不育或精子不能穿透宫颈黏液者；以及不明原因的不育症者可以考虑进行夫精人工授精。逆行射精的患者在碱化尿液后获取的正常精子，可用于人工授精。

（2）供精人工授精适应证　无精子症，严重少、弱精子症，严重畸形精子症；男方或家族有不宜生育的严重疾病，如遗传性疾病、智力低下、精神病；肿瘤患者经过化学药物治疗或放射治疗后；男方截瘫、不射精、逆行射精治疗失败后；母婴血型不合，新生儿不能存活。

2. 体外受精胚胎移植术适应证

体外受精胚胎移植术最初是针对不育夫妇中女方由于排卵障碍、输卵管因素导致配子运输障碍、子宫内膜异位症的治疗。男方因素适应证为轻中度的少精子症、弱精子症、畸形精子症，在经过 3 个周期人工授精失败后可以考虑进行体外受精胚胎移植术或卵质内单精子注射治疗。精子浓度$\geq 5 \times 10^{6}$/mL，且$< 10 \times 10^{6}$/mL，精子正常形态$\geq 1\%$，洗涤后前向活动精子$< 2 \times 10^{6}$/mL，且$\geq 0.5 \times 10^{6}$/mL 的患者，可以考虑行体外受精胚胎移植术治疗。

3. 卵质内单精子注射适应证

该技术针对严重的男性因素导致的不育症，如严重少精子症、弱精子症、畸形精子症、梗阻性无精子症通过外科手术取精后获得成熟精子的患者。常规体外受精胚胎移植术治疗失败者也可以进行卵质内单精子注射治疗。精子浓度$< 1 \times 10^{6}$/mL，精子正常形态率$< 1\%$，精子活动率$< 1\%$，均为卵质内单精子注射的适应证。在体外受精治疗前，精子参数都符合体外受精标准，但在取卵当天，精液活性浓度降低，或洗涤后不能达到体外受精标准者，建议行卵质内单精子注射治疗。

（二）其他精子质量指标

圆头精子症因无顶体，无法使配偶自然受孕，卵质内单精子注射是获得受精的唯一途径。相比较正常精子患者行卵质内单精子注射，圆头精子症患者受精率偏低，但是没有依据表明圆头精子症的患者行卵质内单精子注射术后会增加流产或胎儿畸形

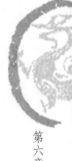

的可能。原发性纤毛不动综合征患者可以在电镜下明确诊断后，行睾丸穿刺取精，或睾丸活检取精，取得活精后，直接行卵质内单精子注射治疗。

精子 DNA 碎片指数（semen DNA fragmentation index，DFI）作为精子 DNA 损伤的一个评价指标，日渐受到重视。有研究指出精子 DNA 碎片指数高会导致生化妊娠率、临床妊娠率、分娩率、优质胚胎率下降，实施卵质内单精子注射治疗比体外受精治疗可能会有较好疗效。根据 2017 年美国转化医学协会发表的共识显示，精子 DNA 碎片指数在 20%～25%时，会影响夫妇的自然受孕率和辅助生育技术的成功率。

二、男性不育症辅助生育技术治疗的遗传学研究

（一）常见导致男性不育症的遗传学因素

1. 染色体数目异常

三体性染色体比较多见的是克兰费尔特综合征（XXY 综合征），其生精小管发育障碍，睾丸发育障碍。一般认为克兰费尔特综合征患者是无精子症不育症患者。随着显微外科技术的发展，借助卵质内单精子注射技术，部分患者可获得生育能力。但是，父亲的生殖细胞存在三体性染色体异常，也有可能遗传到子代。所以，卵质内单精子注射进行移植前有必要进行遗传诊断。XYY 综合征也是一种三体性染色体疾病。理论上，47，XYY 的个体有生殖能力，生育的后代有性染色体异常的可能。其后代有可能出现 46，XY、46，XX、47，XYY、47，XXY 四种核型。实际上，染色体异常的子女很难被发现。

单体性 X 染色体（45，X）称为特纳综合征。其后代的死亡率高，存活后代表现出性腺和躯体发育异常，所以产前诊断需注意这点。

2. 染色体结构异常

（1）染色体多态性 也称为异态性，是指在不同的个体之间，存在着染色体结构上或着色强度的不同。一般认为染色体多态性改变并无病理性意义。常见的染色体多态性包括不同近端着丝粒染色体所含的随体的数量及大小的改变、染色体良性的倒位、异染色质 DNA 区域的改变，比较常见的是大 Y 染色体。染色体多态性改变，其表达的遗传信息会有 50%的概率遗传到下一代，但不会出现病理性的表现。

（2）染色体倒位 一个染色体发生两次断裂，两个断点之间的片段倒转180°后，重新连接，造成该染色体上基因顺序的重排。倒位可以发生在同一臂内（臂内倒位），也可以发生在两臂之间（臂间倒位）。染色体发生臂间倒位的个体，其外表正常，称为倒位携带者。其重排染色体在减数分裂时，着丝粒在倒位环内，发生交换后，理论上可以形成 4 种配子：一种是正常染色体，一种是倒位染色体，其余两种染色单体带

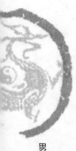
男性不育症的中西医结合诊疗

有缺失或重复，影响染色体臂间倒位患者的生育力。

（3）染色体易位　是指一条染色体断裂的片段搭到另一条非同源染色体上去。如果这两条染色体相互交换了染色体片段，称为相互易位。当相互易位，仅仅是位置的改变，没有染色体片段的增减时，称为平衡易位。平衡易位是临床上最常见的染色体结构畸形。罗伯逊易位也称为着丝粒融合，是指两个近端着丝粒染色体在着丝粒或附近发生断裂，两者的长臂在着丝粒处结合在一起，形成一套新的染色体。罗伯逊易位的发生率为 1/900，在流产或不良生育史的患者中发生率为 5%～10%。罗伯逊易位患者两条短臂形成的染色体，往往会在第二次减数分裂中丢失。罗伯逊易位患者虽然只有 45 条染色体，但是表型正常。只是，在形成配子的时候会出现异常，可能导致胚胎死亡、流产或胎儿畸形。

3. Y 染色体微缺失

AZF 基因位于 Y 染色体上。在严重的生精功能障碍或非梗阻性无精子症的患者中 *AZF* 基因缺失的发生率达 3%～18%。*AZF* 基因是在 Y 染色体上三个彼此不相连的、与精子产生相关的基因片段。不同区域的基因缺失，可导致不同程度的生精功能障碍。一般认为，AZFa 和 AZFb 缺失的患者常没有获取自身精子的机会；AZFc 缺失的患者表现多样，患者可表现为生精功能障碍、生精阻滞或支持细胞综合征。有些 AZFc 缺失的患者也会有正常的生精功能。随着显微取精技术的提高，目前认为大多数 Y 染色体微缺失患者可通过卵质内单精子注射治疗获得后代。*AZF* 基因缺失会通过辅助生殖技术传给男性后代，建议此类患者可进行植入前遗传学诊断，选择女性后代。但是，还有报道称 AZFc 缺失患者后代出现特纳综合征的概率会增加。

4. 先天性双侧输精管缺如

先天性双侧输精管缺如（congenital bilateral absence of vas deferens，CBAVD）是常见的梗阻性无精子症的病因。其发病与囊性纤维化的基因突变有关。囊性纤维化是常染色体隐性遗传病。患者在进行辅助生育技术治疗前应进行充分的遗传咨询，医生应告知其出现囊性纤维化和先天性双侧输精管缺如的风险。先天性双侧输精管缺如患者夫妻在做辅助生育技术治疗前应进行囊性纤维化基因突变的完整分析，可以考虑在卵质内单精子注射后，行植入前遗传学诊断以避免囊性纤维化疾病的发生。

5. X 染色体连锁隐性遗传

X 染色体上突变的隐性等位基因只有在男性后代发病，由获得该等位基因的女性后代携带。卡尔曼综合征是常见的 X 连锁遗传疾病，由 Xp22.3 上 *KALIG-1* 基因突变而引起。卡尔曼综合征表现为促性腺激素分泌不足、性腺功能减退，同时伴有嗅觉的丧失。此类患者可以通过内分泌治疗来恢复其生精能力，大部分患者可以恢复生殖能力，部分患者可以考虑体外受精或卵质内单精子注射治疗。

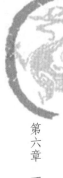

（二）男性遗传因素导致生殖功能障碍的辅助生育技术治疗原则

遗传因素导致男性的不育症，用传统经验治疗效果并不理想。明确患者的病因，选择适当的辅助生育技术手段，可以帮助患者克服遗传因素，获得健康的后代。在诊治过程中可以依照以下原则。

（1）通过和患者的充分交流，使患者了解遗传性疾病的危害。

（2）借助全面的染色体或基因检测以明确诊断，如果是常染色体异常的患者，患者的直系亲属也应该做相关检查。

（3）选择辅助生育技术治疗，根据遗传风险、疗效及患者经济能力，采用合适的处理方案。必要时，进行植入前遗传学诊断，以保障植入的是健康的胚胎。

（4）患者成功妊娠后，积极进行产前诊断，尽可能避免患病婴儿的出生。

（三）胚胎植入前遗传学检测技术

1. 植入前遗传学检测适应证

现在植入前遗传学诊断技术常用于治疗包括孟德尔病携带者、染色体易位携带者、反复流产者、复发性植入失败及高龄产妇。孟德尔病主要包括常染色体疾病或 X 染色体连锁疾病，可能为隐性疾病，也有可能为显性疾病。通过植入前遗传学诊断，能诊断的最常见的常染色体隐性疾病有囊性纤维化、β-地中海贫血和脊椎肌肉萎缩症等；最常见的常染色体显性疾病包括强直性肌营养不良、亨廷顿病、神经纤维瘤、腺瘤性息肉；最常见的 X 染色体连锁疾病为脆性 X 综合征、迪谢内肌营养不良和贝克肌营养不良症及血友病。胚胎植入前遗传学筛选适用于需要植入前遗传学诊断的某类低风险的患者。目前，植入前遗传学筛选的适应证是反复胚胎植入失败的体外受精患者、复发性流产患者或者高龄产妇。

2. 胚胎活检

当在进行植入前遗传学检测的过程中使用聚合酶链式反应技术时，建议用卵质内单精子注射方案，以避免体外受精周围的精子停留在胚胎周围，产生潜在污染的可能。如果用荧光原位杂交技术，卵质内单精子注射或体外受精都可以选择。当双方配子形成胚胎后，需要提取胚胎的细胞，完成染色体诊断。

胚胎活检可以在三个时间段来进行：极体、卵裂 8 细胞期（第 3 天）或者囊胚期（第 5~6 天）。在植入前遗传学筛选分析非整倍体胚胎时，可以选择极体或卵裂 8 细胞期的卵裂球。前者在胚胎的发育过程中非必须，取出后不影响胚胎的发育，所以没有伦理学上的争议。对于极体的研究，可以间接反映胚胎染色体情况。但是，不能检测父源性的染色体变异，也不能反映受精期间或受精后的异常。植入前遗传学诊断胚胎分析也可以在囊胚期进行，活检滋养外胚层，这时取得的细胞较多，分析的结果更可靠。但是，胚胎在体外很少能发育到囊胚阶段，实践中较少运用。活检最常见的是在第 3 天卵裂 8 细胞的胚胎中取 1～2 个卵裂球。资料显示，从胚胎中移取 1～2 个卵裂球（细胞）对于胚胎的发育没有不良影响。

胚胎活检分为两步。第一打开透明带；第二取出极体或卵裂球。早期胚胎比较敏感，容易在活检时受到损伤。现在比较多见的方法是透明带激光打孔技术，在打开透明带时，要求在最短的时间内打开一条单一尺寸平均的缺口。这个缺口不超过 60μm，活检的时长控制在 1～2 分钟。同时，胚胎在恒温箱外停留的时间应该控制在最小量。透明带一旦被打开，应立即挑选适当的、均匀的卵裂球或极体，用微量吸管取出。

3. 遗传检测

荧光原位杂交（fluorescent in situ hybridization，FISH）技术是采用荧光标记的 DNA 探针与染色体上特异的 DNA 结合，从而帮助鉴定每一个染色体。FISH 技术既可用于植入前遗传学筛选和染色体重排，也可用于 X 染色体连锁疾病的性别选择上。聚合酶链式反应可扩增特定的 DNA 片段或基因的一部分，以利于进一步的研究或筛查。这一技术可以用于筛查基因特定的变异，也可检测异质突变谱。正是有了聚合酶链式反应技术才使单细胞扩增成为可能，少量的遗传物质也能进行遗传学检查。

4. 选择和移植

在植入前遗传学诊断中，从受精后第 3 天开始到第 6 天执行胚胎移植。用于移植的胚胎应该首先选择基因检测中未受到影响的胚胎，其次根据形态选择。除了父母的坚持并得到伦理委员会的批准，一般不建议移植未经诊断的胚胎。在移植前，医生应该与患者夫妇说明移植胚胎的数量。考虑到女方年龄、胚胎质量、之前移植的次数，医生和患者夫妇说明多胎妊娠的风险。一般移植两个胚胎，其余胚胎可以冷冻后保存以备将来移植。

主要参考文献

曹开镛. 2007. 中医男科诊断治疗学[M]. 北京：中国医药科技出版社.

陈振文. 2016. 辅助生殖男性技术[M]. 北京：人民卫生出版社.

谷翊群. 2011. 世界卫生组织人类精液检查与处理实验室手册[M]. 5 版. 北京：人民卫生出版社.

郭应禄, 胡礼泉. 2004. 男科学[M]. 北京：人民卫生出版社.

郭应禄, 周利群. 2009. 坎贝尔-沃尔什泌尿外科学[M]. 北京：北京大学医学出版社.

黄宇烽, 李宏军. 2009. 实用男科学[M]. 北京：科学出版社.

姜辉, 邓春华. 2017. 中国男科疾病诊断治疗指南与专家共识（2016 版）[M]. 北京：人民卫生出版社.

李曰庆. 2017. 中医外科学（新二版）. 全国中医药行业高等教育经典老课本·普通高等教育“十一五”
   国家级规划教材[M]. 北京：中国中医药出版社.

刘继红, 熊承良. 2004. 性功能障碍学[M]. 北京：中国中医药出版社.

梅骅. 1996. 泌尿外科手术学[M]. 2 版. 北京：人民卫生出版社.

戚广崇. 1995. 实用中医男科手册[M]. 上海：上海知识出版社.

秦国政. 2012. 中医男科学[M]. 北京：中国中医药出版社.

孙自学, 庞保珍. 2017. 中医生殖医学[M]. 北京：人民卫生出版社.

王劲松. 2016. 王劲松中医精室论[M]. 南京：东南大学出版社.

王琦. 2007. 王琦男科学[M]. 2 版. 郑州：河南科学技术出版社.

吴阶平. 2004. 吴阶平泌尿外科学[M]. 济南：山东科学技术出版社.

徐福松. 2009. 徐福松实用中医男科学[M]. 2 版. 北京：中国中医药出版社.

叶天士. 2008. 临症指南医案[M]. 北京：中国中医药出版社.

张敏建, 郭军. 2011. 中西医结合男科学[M]. 北京：科学出版社.

中华医学会男科学分会. 2013. 中国男科疾病诊断治疗指南（2013 版）[M]. 北京：人民卫生出版社.

李海松, 王彬, 赵冰. 2015. 慢性前列腺炎中医诊治专家共识[J]. 北京中医药大学学报, 34（5）：
   412-415.

中国中西医结合学会男科专业委员会. 2015. 男性不育症中西医结合诊疗指南（试行版）[J]. 中国中
   西医结合杂志, 35（9）：1034-1038.

Appell R, Evans P. 1980. Vasectomy: etiology of infectious complications[J]. Fertil Ster, 33（11）：52-53.

Bernal-Delgado E, Latour-Peraz J, Pradas-Arnal F, et al. 1998. The association between vasectomy and
   prostate cancer: a systematic review of the literature[J]. Fertil Steril, 70（2）：191-199.

Chan D Y, Kavoussi L R, Nicol R L, et al. 2000. Transcutaneous vasectomy utilizing a novel hand-held
   device[J]. J Urol, 163：345.

Churg S S, Zhu L J, Mo M Y, et al. 1998. Evidence for cross-talk between Sertoli and germ cells using
   selected cathepsins as markers[J]. J Androl, 19（6）：686-703.

Cummings D E, Brmner W J. 1994. Prospects for new hormonal male contraceptives[J]. Endocrinol Metab
   Clin NorAm, 24（4）：892-922.

D'Cruz O J, Ghosh P, Uckun F M. 1998. Spermicidal activity of metallocene complexes containing
   vanadium（IV）in humans[J]. Biol Reprod, 58（6）：1515-1526.

Masghall J C，Kelch R P. 1986. Gonadotropin-Releasing Hormone：role of pulsatile secreation in the regulation of reproduction[J]. N. Engl J. Med，315：1459-1468.

Massey F J，Bernstein G S，O'Fallon W M，et al. 1984. Vasectomy and health: results from a large cohort study[J]. JAMA，252：1023-1029.

Matsumato A M，Karpas A E，Paulsen C A，et al. 1985. Reinitiation of sperm production in gonadotropin suppressed normal men by administration of folice-stimulating hormone[J]. Journal of Clinical Investigation，6：137-143.

Mehta A，Goldstein M. 2013. Microsurgical varicocelectomy：a review[J]. Asian J Androl，15（1）：56-60.

Mengc A C，Christmen G M，Ohe D A，et al. 1999. Fertilization antigen-l removes antisperm autoantibodies from spermatozoa of infertile men and results in increased rats of acrosome reaction[J]. Fertie Sterility，71（2）：256-260.

Schwingl P J，Guess H A. 2000. Safety and effectiveness of vasectomy[J]. Fertil Steril，73：923-936.

Watts D H，Rabe L，Krohn M A，et al. 1999. The effects of three nonoxynol-9 preparations on vaginal flora and epithlium[J]. J Infect Dis，180（2）：426-437.

Witter F R，Barditch-Crovo P，Rocco-L，et al. 1999. Duration of vaginal retention and potential duration of antiviral activity for five nonoxynol-9 containing intravaginal contraceptive[J]. Int J Gynecol Obstet，65（2）：165-170.

主要参考文献